»Ich habe Angst, René«, rief die international bekannte Anthropologin Margaret Mead dem Vater tiefenpsychologischer Säuglingsforschung René Spitz jüngst auf einem Kongress in den USA zu, »denn jetzt werden die ungestillten Kinder erwachsen.« In der Tat, diese Expertenangst ist berechtigt; denn es steht einhundertjährige Erfahrung von Psychoanalytikern über die labilisierenden Folgen frühkindlicher Frustrationen hinter diesem Ausruf. So merkwürdig es dem Laien auch zunächst erscheinen mag, so sicher haben es neben der Kasuistik der Psychotherapeuten die Statistiken im Völkervergleich erwiesen: Wer das Glück hatte, in fröhlicher Natürlichkeit (und das heißt nach eigenem Bedarf) durch das erste Lebensjahr hindurch an der Mutterbrust satt, zufrieden und geborgen sein zu dürfen, der ist später nicht so leicht aus dem Gleichgewicht zu bringen; der neigt zu Zuversicht, Vertrauen, Durchhalte-, Durchsteh- und Leistungsvermögen, der ist im Erwachsenenalter weniger anfällig gegen die großen Gefahren und Versuchungen des Menschen in hochzivilisierten Kollektiven: Gegen Depression (Selbstmord!) und Sucht! In den USA beginnt man zu ahnen, daß man sich die Verdrängung dieser Forschungsergebnisse nicht mehr länger leisten kann: Die »ungestillte Generation« gibt allzu große Probleme auf – es ist nicht mehr fortzuretouschieren, daß wir unsere Grenzen überschritten, als Ärzte und Psychologen begannen, den Müttern zu suggerieren, daß das Stillen veraltet sei und den Bedürfnissen einer modernen Frau nach Flexibilität und Wiederaufnahme der Berufstätigkeit wenige Wochen nach der Geburt eines Kindes zuwiderliefe. In Amerika zeigt eine sich rasch vergrößernde Frauenvereinigung, La Leche League, daß der Instinkt der Frau für das Richtige sich nicht einfach abschaffen läßt, sondern – bedroht – mit Macht schließlich doch wieder in Aktion tritt.

Bei uns in der Bundesrepublik Deutschland ist von einer solchen Einsicht noch kaum etwas zu spüren. 6% der Säuglinge werden hier nur noch im echten Sinne, d.h. durch die *Säuglingszeit* hindurch gestillt. 94% der Mütter also werden mehr oder weniger manipulatorisch daran gehindert, ihren Säuglingen zu schenken, was sie erwarten. Ja, mehr noch, wer auf dem Boden der Erfahrung in den letzten

Jahren die Wichtigkeit des Stillens für die Charakterbildung des Menschen hervorhob, wurde allerseits als reaktionär oder unwissenschaftlich abgetan.

Aber Hilfe in prekären Situationen ist schon häufig aus Wien gekommen, diesmal durch das konkret anschaulich geschriebene Werk von Martha Ehler, dessen Wert nicht hoch genug eingeschätzt werden kann.

In leicht faßlicher Form wird hier endlich einmal Hilfe angeboten für alle diejenigen jungen Mütter, die ihrem Kind einen optimalen Lebensstart schenken wollen, aber nicht wissen, wie sie das bewerkstelligen sollen. Ein solches Buch in deutscher Sprache ist dringlich in unserer Situation. Knüpft es doch den abgeschnittenen Faden zu einer abgerissenen Tradition an und macht es auch den Kinderschwestern und Ärzten möglich, Mütter sachkundig, menschlich und ermutigend zu beraten.

Für mich bedeutet dieses Werk Morgenröte; denn jedes Kind, das in der Weise, wie Martha Ehler es empfiehlt, betreut wird, hat einen unermeßlich wichtigen Risikofaktor für sein späteres Leben weniger! Daß wir mehr fröhliche Kinder, mehr glückliche Eltern haben, wird die Folge sein, wenn dieses Buch nicht nur Verbreitung findet, sondern in seiner Anwendung gewissenhaft befolgt wird.

Christa Meves

Über die Entstehung dieses Buches

Dieses Buch wurde geschrieben
für Mütter, die stillen wollen,
für jene, die meinen, daß sie es nicht können und
für jene, die entdecken wollen, daß sie es wirklich können![1]

Ich empfand das Schreiben dieses Buches als einen Auftrag. Er wuchs mir allmählich zu und wurde mir immer gewisser, während ich die Briefe von Frauen, die mit dem Stillen Schwierigkeiten hatten, beantwortete und dann begann, diese vielen Fragen in einem Buch zusammenzufassen. Als mir diese Arbeit zu viel wurde und ich sie aufgeben wollte, spürte ich, daß ich weitermachen mußte. Immer sicherer wußte ich, daß nicht nur viele Frauen auf dieses Buch warteten, sondern daß auch Gott dieses Buch brauchte, um den Menschen sein Schöpfungswunder auf diesem Gebiet wieder bewußt zu machen.

Daher hat es mich mit Staunen und Dank erfüllt, daß ich die Kraft bekam, ohne Müdigkeit so manche Nacht durchzuarbeiten und trotzdem meine fünfköpfige Familie nicht zu vernachlässigen.

An dieser Stelle danke ich jenen Frauen, die mit ihren offenen Fragen die Notwendigkeit einer Stillanleitung aufzeigten, auch Walter und Ingrid Trobisch für den Anstoß, dieses Buch zu schreiben, und für die weiterführende Hilfe von Dorothea Vosgerau.

Die Bilder von mir und unserem Sohn, die bei einer Müttertagung in Lichtenberg, Österreich, entstanden, wurden mir dankenswerterweise von Dr. Horvatits zur Verfügung gestellt.

Nicht zuletzt danke ich auch meinen Kindern, die mir die Erfahrungen mit dem Stillen ermöglichten, und meinem Mann für seine Liebe und Geduld, mit der er mich sowohl zum Stillen als auch zum Schreiben ermutigte.

Noch etwas, was dem Leser sicher nicht neu ist: Die hier ebenfalls angesprochene natürliche Familienplanung kann man nicht aus Büchern lernen und schon gar nicht während der Stillzeit! Notwendig ist das Kennen der eigenen Körperfunktionen schon vor der Schwangerschaft und die persönliche Beratung durch einen Arzt.

Wien, im Mai 1978   Martha Ehler

Inhalt

Ist Stillen eine Kunst?

Seit Generationen funktionierte es als normale, natürliche Ernährung. Kein bewußter Lernprozeß war da notwendig. Man machte einfach das nach, was alle machten.

Heute muß dieser Lernprozeß in Gang gesetzt werden: daß die Eltern wieder zum Natürlichen zurückfinden und das Natürliche als das Selbstverständliche tun!

Die Kunst liegt darin, trotz aller stillfeindlichen Umstände mit Erfolg zu stillen und Freude daran zu haben.

Warum viele Frauen nicht stillen können

Keine Frau sollte zum Stillen gezwungen werden, denn dann wird nichts Gutes, sondern nur ein Krampf daraus. Aber viele Frauen, die den Willen dazu haben, scheinen unfähig zu sein, zu stillen. Sie kommen aus dem Krankenhaus und haben zu wenig oder gar keine Milch.

Wie ist es dazu gekommen?

Hauptursache ist eine falsche Erziehung. Die jungen Mütter erfahren nichts über die Bedeutung des Stillens; sie werden mit Vorurteilen belastet und in einer verständnislosen, stillfeindlichen Umwelt mit ihren vielen Fragen, Zweifeln und Unsicherheiten allein gelassen.

Auch kann eine Frau nicht alles allein tun. Als Mutter eines Neugeborenen ist es ihre wesentlichste Aufgabe, für das Kleine zu sorgen. Stillen kann nur sie, und so muß ihr alles, was sie sonst zu stark belastet, abgenommen werden.

Die Stillpraktiken unserer Kliniken sind wirklich nicht geeignet, den Frauen zu helfen. Solange die Babys den Müttern gleich nach der Geburt weggenommen, nur alle vier Stunden gebracht und dann mit der Flasche nachgefüttert werden, wird der Erfolg beim Stillen ausbleiben. Die Frauen werden mit Vorschriften über die Anzahl der Mahlzeiten, über Trinkmenge, Stillzeiten und Gewichtszunahme

verunsichert, mit einer Probepackung Flaschennahrung heimge-
schickt und den mehr oder weniger guten Ratschlägen einer meist
unwissenden Verwandtschaft überlassen. Es gehört schon eine große
Portion Selbstvertrauen und Durchhaltevermögen dazu, all dem die
eigene Bereitschaft zum Stillen des Kindes entgegenzustellen.

Meist sind die äußeren Umstände die Ursache der Stillunfähigkeit
und nur sehr selten eine (angeblich vererbte) Hormonschwäche, die
so gern als Entschuldigung genannt wird.

Sollte aber eine Frau, die gern stillen will, es aus irgendeinem
Grund nicht können, darf sie dies auf keinen Fall als Versagen oder
gar als Schuld empfinden.

Das Wichtigste bleibt immer: das Baby liebhaben.

Warum Stillen so wichtig ist

Muttermilch ist zweifellos die beste Nahrung für Babys. Sie ist genau
die richtige Spezialnahrung für das menschliche Neugeborene, von
Gott bereit gestellt, damit es gefahrlos über die kritische Zeit der Umstellung von der Ernährung im Mutterleib zur festen Nahrungsauf-
nahme kommt. Sie enthält die für das Kind *richtigen Arten von Eiweiß, Fetten und Kohlehydraten,* die deshalb auch gänzlich verdaut
und ausgenützt werden können.

Die Kuhmilch enthält für ein Baby (zum Teil) ungeeignete Stoffe:
Eiweiße bilden harte, schwer verdauliche Brocken und führen zu
Harnstoffüberschuß und manchmal zu allergischen Ekzemen; Fette
bilden im Darm unverdauliche Kalkseifen; der hohe Calciumgehalt
überlastet die Nieren und bildet unlösliche Verbindungen, die die
Darmtätigkeit verlangsamen, so daß viele Flaschenbabys an Verstopfung leiden.

Außerdem enthält die Muttermilch *Abwehrstoffe,* die das Baby
vor Infektionen bewahren, besonders die »Vormilch« in den ersten
Tagen nach der Geburt. (Kuhmilch hat auch Abwehrstoffe, die aber
nur bei Kälbern wirksam sind.) Die Verdauungsorgane eines Säug-

lings können Keime noch nicht so gut abtöten. Diese vermehren sich im Darm rasch. Schon eine »leichte« Erkältung gibt Anstoß zum gefürchteten Durchfall.

Muttermilch gewährleistet auch eine *bessere Entwicklung*. Ihre Eiweiße bilden festeres Fleisch und straffere Haut und enthalten Spezialstoffe für das Wachstum des Gehirns[11] [22] [6] (die in der Kuhmilch nicht vorkommen), so daß gestillte Babys zwar nicht ohne Weiteres so fett werden, dafür aber stärkere Muskeln haben und am Ende des ersten Lebensjahres körperlich und geistig besser entwickelt sind.

So ist schon vom praktischen Gesichtspunkt her die natürliche Säuglingsernährung zu empfehlen: Die Babys entwickeln sich besser, werden nicht so leicht krank, ihre Verdauung ist in Ordnung, sie sind weniger anfällig für Allergien und Übergewicht. Außerdem ist Stillen bequemer, billiger und überall möglich.

Eine viel größere Bedeutung, als wir vielleicht ahnen, hat das Stillen für die seelische Entwicklung eines Kindes. Es ist die beste Voraussetzung für eine gute Mutter-Kind-Beziehung. Durch den engen körperlichen Kontakt vermittelt die Mutter ihrem Kind die Grunderfahrung der Geborgenheit, der Sicherheit, des Geliebtwerdens, was seine spätere Lebenshaltung grundlegend beeinflußt. Beim Stillen bekommt es auf ganz natürliche Weise die Liebe der Mutter zu spüren, indem es in ihrem Arm ihre Nähe, Wärme und Ruhe fühlt und ihre warme Milch trinkt.

Eine Mutter, die mit dem Fläschchen füttert, liebt ihr Kind natürlich auch und will sein Bestes. Und doch – es ist fast etwas Platonisches in dieser Art von Zuwendung. Es fehlt die Beteiligung des Körpers, der Hormone und des Nervensystems. Es fehlt das aus der Mutter fließende Geschenk der Sättigung mit seinen ganz auf den Säugling abgestimmten Nahrungseinheiten. Das Baby saugt sich an der sterilen Flasche satt, und so wird ihm letzten Endes die Flasche wichtig und nicht die Mutter. Sie sollte deshalb ihr Kind viel im Arm halten; durch ihre körperliche Nähe gibt sie ihm das Gefühl von Geborgenheit, Schutz und Trost als Grundlage für spätere Selbstsicherheit und Zufriedenheit.

Das gehört zu den großen Verantwortungen der Mütter. Die wenigsten machen sich klar, was sich da zwischen ihnen und dem Neugeborenen abspielt und welche Auswirkungen das auf das ganze Leben des Kindes hat. Seelische Erkrankungen – oft in späteren Jahren – sind sehr häufig auf eine gestörte Mutter-Kind-Beziehung zurückzuführen. Christa Meves berichtet davon in ihrem bekannten Buch *»Manipulierte Maßlosigkeit.«* [17]

Sie sieht auch einen gewissen Zusammenhang zwischen dem ungestillten Saugbedürfnis der Flaschenkinder und den oralen Süchten unserer Zeit: Eßsucht, Trunksucht, Rauschsucht.

Ein gestilltes Baby ist zufrieden, es hat durch seine Sauganstrengung etwas erreicht – es ist satt geworden, »gestillt«. Das wirkt sich nach den Erfahrungen von Christa Meves auf später aus: es hat gelernt, daß man sich anstrengen muß, wenn man etwas erreichen will. Die Milch aus der Flasche rinnt dem Baby zu leicht und zu schnell in den Mund. Die Zahl der Kinder nimmt zu, die – überfüttert, faul und träge – Ansprüche stellen, nicht bereit sind zu einer Arbeitsanstrengung und ungeduldig protestieren, wenn ihnen die gebratenen Tauben nicht in den Mund fliegen.

»Natur läßt sich nicht ungestraft unterdrücken . . . Nur werden solche Fehler leider meist erst nach Jahren erkennbar!« [17]

Walter Trobisch nennt die Zigarette des Kettenrauchers und das Trinkglas des Alkoholikers einen Ersatz für die Mutterbrust – den »Schnuller« für jene Erwachsene, die nachholen wollen, was sie als Baby nicht bekamen, und die beim »Nuckeln« die tiefe Sehnsucht nach Liebe stillen wollen.

»Wohl denen, die dieses Angenommensein und Geliebtwerden schon als Säuglinge lernen durften und die eine Mutter hatten, die sie an ihrer Brust stillte! Beim sich Vollsaugen an der Mutterbrust, beim grenzenlosen Habenkönnen machten sie die Erfahrung, bedingungslos geliebt zu werden und angenommen zu sein. Da fühlten sie sich geborgen, da entstand ihr Urvertrauen, das ihnen später die Arbeit der Selbstannahme ermöglichte oder mindestens erleichterte.« [30]

Stillen ist der beste Weg, unseren Kindern einen guten Start in die heutige komplexe Welt zu geben, weil Muttermilch und Mutterliebe durch nichts zu ersetzen sind. Es hat für die Menschen immer böse Folgen, wenn sie die Schöpfung Gottes mißachten und ihre guten Angebote leichtfertig ausschlagen.

Vorteile für die Mutter

Auch für die Mütter ist Stillen die gesündeste Art, ihr Baby zu ernähren.

Die Hormone, die dabei wirksam werden, machen sie ruhig und entspannt. Das Stillhormon Prolaktin verstärkt die *Muttergefühle,* die Mutter erlebt mehr Freude an ihrem Baby und am Stillen, manchmal sogar sexuelle Lustgefühle. Das Hormon Oxytoxin bewirkt beim Saugen des Kindes ein Zusammenziehen der Gebärmutter, die dadurch rascher ihre normale Größe wiedererlangt.

Bei vollem Stillen werden *Eisprung und Regelblutung einige Monate verhindert.*

Außerdem ist Stillen die beste *Vorbeugung gegen Brustkrebs,* der bei Frauen, die gestillt haben, in späteren Jahren viel seltener vorkommt.

Hat die Mutter die ersten schwierigen Wochen der »Lernzeit« hinter sich, wird sie merken, daß Stillen auch viele praktische Vorteile hat.

Es ist unkomplizierter, denn die stillende Mutter hat immer *die richtige Nahrung,* keimfrei und in richtiger Temperatur bereit.

Es muß auch nicht aus dem großen Angebot an Präparaten jenes ausgewählt werden, das vom Baby am besten vertragen wird.

Stillen macht auch *weniger Arbeit.* Besonders in der Nacht und unterwegs ist das von Vorteil. Während das Baby trinkt, kann sich die Mutter ausruhen und ihr Kind genießen. Sie braucht diese Ruhepausen.

Stillen bedeutet auch für die Mutter mehr als Milchgeben. Es ist ein *schönes, beglückendes Gefühl,* für einen Menschen unersetzlich zu sein und ihm alles geben zu können, was ihn glücklich macht.

Das Wort Jesu »Gebet, so wird euch gegeben« (Luk. 6,38) trifft auch hier zu. Die Mutter gibt Milch und Liebe, Gott schenkt ihr dafür noch mehr Liebe für ihr Kind und Freude an ihm.

Eine Frau, die nie gestillt hat, wird diese tiefe Freude und Befriedigung nicht verstehen, denn sie weiß nicht, was sie vermißt. Für manche Frauen ist die Stillzeit die erfüllteste Zeit ihres Lebens.

Doch sollte keine Mutter vergessen, daß Stillen nicht der eigenen Befriedigung dienen darf. Eine vielleicht in der Ehe unzufriedene Frau, die das Stillen als eine Art Ersatzbefriedigung auffaßt und ihr Kind in einer unnatürlichen Bindung und Affenliebe »übermuttert«, stillt sich selbst. *Stillen ist aber immer Aufgabe am Kind; Voraussetzung für das Stillen ist liebevolles Muttersein.* Liebe, die das Kind in seinen Bedürfnissen und später in seinem Streben nach Selbständigkeit annimmt.

Wie man Stillen lernen kann

Das Wichtigste ist eine natürliche Einstellung. Hat eine Frau den festen Willen zu stillen und ein gesundes Selbstvertrauen, funktioniert alles von selbst:

Sie legt ihr Baby immer an die Brust, wenn es schreit.

Sie ruht immer aus, wenn sie müde ist.

Sie trinkt viel.

Das ist alles.

Obwohl das so einfach erscheint, war es doch notwendig, ein Buch darüber zu schreiben. Unerfahrene stillende Mütter stehen immer wieder vor Situationen, in denen ihnen niemand weiterhilft. Besser als ein Buch wäre eine im Stillen erfahrene Frau, die ein wenig »bemuttert«, wie dies im folgenden Teil geschieht: Eva bemuttert Karin, beantwortet ihre Fragen und nimmt ihr die Unsicherheit und Angst.

Eva und Karin

Karin ist eine junge Frau, die gerade ihr erstes Kind erwartet. Sie und ihr Ehemann Wolfgang freuen sich sehr auf das Baby. Sie wollen sein Bestes. Aber sie haben wenig Erfahrung. Karin versucht, sich so gut wie möglich über Schwangerschaft, Geburt und Säuglingspflege zu informieren. Sie liest viele Bücher. Doch damit ihr Wissen nicht zu theoretisch bleibt, schreibt sie an ihre Freundin Eva.

Eva hat schon drei Kinder. Das jüngste wird noch gestillt. Eva ist gerne bereit, ihre Erfahrungen weiterzugeben. Besonders ihre Erfahrungen beim Stillen, denn darüber steht in Büchern meist nur wenig. Evas Ehemann Martin trägt aus der Sicht des »stillenden Vaters« auch etwas bei.

Folgende Ausschnitte aus dem Briefwechsel der beiden Ehepaare zeigen Fragen und Antworten vieler stillenden Mütter auf: Fragen, die sie stellen, und Antworten, die sie suchen.

Vor der Geburt

Angst vor der Geburt – Vorurteile gegen das Stillen

Karin

20. Oktober: Noch zehn Wochen – dann werde ich mein Baby sehen dürfen! Es strampelt schon recht kräftig. Das ist ein schönes Gefühl, auch wenn ich manchmal einen ordentlichen Tritt in den Magen bekomme. Überhaupt sind alle großen und kleinen Beschwerden leichter zu ertragen, wenn mir mit Staunen bewußt wird, welches Wunder in meinem Leib geschieht.

Wir freuen uns schon sehr auf das Baby. Ich habe auch gar keine Angst vor der Geburt. Nur manchmal beschleicht mich ein unbehagliches Gefühl vor dem Unbekannten und Großartigen, das da in mir und mit mir vorgeht. Das macht mich dann ein wenig unsicher. Aber Wolfgang beruhigt mich und meint, ich müsse mich nur gut über alles, was in mir vorgeht, informieren.

Wenn mein Baby dann da ist, möchte ich es unbedingt stillen. Ich werde es zumindest versuchen, weil ich weiß, daß es das Beste für das Baby ist. Meine ganze Verwandtschaft macht mich allerdings immer wieder unsicher. Mutter sagt, ich würde nicht genug Milch haben, denn sie selbst hätte auch zu wenig gehabt und mich nicht stillen können. Auch meint sie, ich sei zu nervös dazu und meine Brust sei zu klein. Außerdem habe sie gelesen, daß in der Muttermilch oft Giftstoffe enthalten seien. Meine Schwester lacht mich auch aus. Sie meint, ich würde nur meine Figur ruinieren, und außerdem könne ich mit dem Baby an der Brust nicht mehr ausgehen. Unsere Freundin Margot, die ja schon zwei Kinder hat, sagte mir gestern bestürzt, ich könne mit diesem »grünen Wasser« – sie meinte damit die Muttermilch – doch niemals ein Baby ernähren. Ihre Kinder seien doch auch mit dem Fläschchen großgeworden. Es gäbe jetzt schon so gute Flaschennahrungen, und überhaupt fände sie das Stillen primitiv und tierisch. »Ich bin doch keine Kuh«, sagte diese sonst so moderne, aufgeschlossene junge Frau.

Es ist traurig, daß man einer Frau, die stillen will, so wenig Verständnis entgegenbringt. Ich bin dann immer recht ratlos, was ich antworten soll. Ich bin trotzdem fest dazu entschlossen. Aber alle diese Einwände machen mich doch unsicher, ob ich es auch schaffen werde.

Deshalb schreibe ich Dir heute, liebe Eva, damit Du mir wieder Mut machst. Wolfgang weiß nicht so recht, was er mir sagen soll. Kann wirklich jede Frau, die dazu entschlossen ist, ihr Baby stillen? Auch möchte ich gerne wissen, ob ich mich schon jetzt irgendwie auf das Stillen vorbereiten kann. In einem Buch las ich etwas über die Pflege der Brust während der Schwangerschaft. Kannst Du mir darüber Näheres mitteilen? Ist es normal, daß meine Brust oft ziemlich schmerzt? Oder ist das ein Zeichen, daß ich viel Milch haben werde? Liebe Eva, bitte lach mich nicht aus. Ich bin so froh, daß ich meine vielen kleinen Fragen jemandem stellen darf und nicht beunruhigt sein muß.

Eva

25. Oktober: Meine arme Karin, wie gut kann ich Dich und Deine Unsicherheit verstehen! Bei diesem Unverständnis, das Du von allen Seiten erfährst, muß man ja unsicher werden. Um so mehr bewundere ich Deine Entschlußkraft, trotzdem zu stillen. Und ich bin froh – Deine Fragen zeigen mir, daß Du es ernst meinst.

Zunächst einmal: *Mach das Wohl Deines Kindes nicht von den Ansichten der lieben Verwandten abhängig!* Du mußt jetzt und auch später das tun, was Du selbst als das Beste erkannt hast. Du hast genau das Richtige getan, indem Du eine andere stillende Mutter um ihren Rat bittest und Dich selbst ein wenig »bemuttern« läßt. Wenn Du genügend über das Stillen informiert bist und Dein Mann Dir zur Seite steht, wirst du allen Fragen und Vorurteilen der lieben Verwandtschaft gewachsen sein.

Du kannst sicher sein, daß jede Frau, die den festen Entschluß und Willen dazu hat, ihr Baby zu stillen, es auch kann!

Echte Stillhindernisse sind sehr selten: bei der Mutter z.B. eine Mißbildung der Brustdrüse oder eine vom Arzt festgestellte Hormonstörung und schwere Infektionskrankheiten wie Keuchhusten oder Tuberkulose, beim Baby eine Mißbildung des Kiefers wie Hasenscharte oder Wolfsrachen, die es am Saugen hindern.

Normalerweise aber sind ganz andere Hindernisse da, die zu überwinden sind. Denn es stimmt: Die ersten Wochen sind schwierig und erfordern viel Geduld. Ist aber einmal die Milchbildung in Gang gekommen und funktioniert der Hormonhaushalt, ist Stillen wesentlich einfacher und unkomplizierter, als Flaschennahrung zu kochen oder vorzubereiten.

Deine Mutter ist wahrscheinlich nur überbesorgt. Die Größe der Brust spielt wirklich keine Rolle für die Milchmenge. Eine größere Brust hat nicht mehr Drüsengewebe, sondern mehr Fettpolster. Viele Frauen mit sehr kleiner Brust haben ihre Kinder gestillt. Auch die

Vererbung ist nicht maßgebend. Ich kenne Frauen, die selbst als Säugling sehr lange gestillt wurden, weil damals in der Nachkriegszeit nicht viel andere Nahrung da war, und die jetzt selbst »keinen Tropfen« für ihre eigenen Babys haben, weil sie nicht richtig informiert sind. Bei mir selbst war es umgekehrt – an der Brust meiner Mutter wäre ich fast verhungert, und meine drei Kinder habe ich voll gestillt. Deine sowie meine Mutter hatten sicher keine richtige Anleitung bekommen. *Man muß das Baby anfangs sehr oft anlegen, damit sich genug Milch bildet.* Sehr wichtig ist auch ein gesundes Selbstvertrauen: »Ich will, daher kann ich«.

Die Giftstoffe, die Deine Mutter meint, könnten die Gifte des Fortschritts sein. Die Rückstände der Schädlingsbekämpfungsmittel, künstlichen Düngemittel und anderen Chemikalien sind heute in Spuren in fast allen Nahrungsmitteln enthalten. Daher auch in der Muttermilch. Allerdings in so geringen Mengen, daß sie sich nicht schädlich auf gestillte Säuglinge auswirken. Darüber hinaus sollte jeder Mensch, besonders aber werdende und stillende Mütter, vorsichtig mit chemischen Substanzen und Arzneimitteln umgehen. Vor Einnahme jedes Medikaments sollte unbedingt der Arzt gefragt werden.

Vom Rauchen rate ich Dir ernstlich ab. Nikotin schadet den Menschen mehr, als sie annehmen. Schon beim Ungeborenen führt es zu schweren Ernährungsstörungen. Es ist daher während der Schwangerschaft und Stillzeit unbedingt zu meiden.

Alkohol ist nur in kleinen Mengen erlaubt, d.h. ein Achtelliter Wein bei festlichen Anlässen – das aber höchstens zweimal in der Woche und nur, soweit er vertragen wird.

Deine Schwester hat selbst noch keine Kinder, deshalb sagt sie Vorurteile weiter, die allerdings sehr verbreitet sind. Die Brust verändert sich nicht durch das Stillen, sondern schon während der Schwangerschaft. Schon lange vor der Entbindung wächst das Drüsengewebe und bereitet sich auf die Milchbildung vor. Während der Stillzeit verändert sich die Brust nicht mehr, sie ist nur vorübergehend größer, wenn sie mit Milch gefüllt ist. Nach beendeter Stillzeit wirkt die Brust etwas schlaffer als vor der Schwangerschaft, ganz gleich, ob die Frau gleich abgestillt oder mehrere Monate gestillt hat.

Ein gut stützender Büstenhalter während der Schwangerschaft und Stillzeit und möglichst wenig Gewichtszunahme vermeiden eine allzu starke Erschlaffung der Brust.

Die Figur im allgemeinen wird weder durch Schwangerschaft noch durch Stillen verdorben, nur durch falsche Ernährung und zu wenig Bewegung. Da Du eine ererbte Anlage zum Übergewicht hast, darfst Du auf keinen Fall »für zwei« essen! Wenn Du Zucker und Kuchen meidest, kannst Du beim Stillen sogar leichter schlank werden, weil Dein Körper mehr Energie verbraucht.

Was das Ausgehen betrifft, zeigt Deine Schwester eine gewisse Unreife. Es ist verständlich, daß ihr das Ausgehen in ihrem Alter sehr viel bedeutet. Sie ist ja auch noch zu jung für eine dauerhafte Bindung sowohl an einen Mann als auch an ein Kind. Sicher bedeutet Muttersein eine gewisse Einschränkung der eigenen Freiheit. Aber eine Mutter erlebt das nicht nur als ein Verzichtenmüssen, sondern auch als Bereicherung. Man erlebt Freuden, die man vorher nicht kannte und auch nicht verstanden hätte. Du kannst Deiner Schwester das nicht klarmachen, weil Du es selbst noch nicht erlebt hast. Das Stillen bedeutet mehr als nur ein Baby zu pflegen – Freude und Bereicherung wiegen den Verzicht auf. Du wirst es erfahren, denn Du nimmst Deine Mutterschaft ernst.

Es ist aber durchaus normal, daß Du Dir trotzdem ab und zu ein wenig Freiheit und Zeit für Deine eigenen Interessen wünschst. Wenn die Milchbildung nach sechs bis acht Wochen in Gang gekommen ist, darfst Du auch ruhig einmal mit Wolfgang ausgehen und das Baby mit einem Babysitter und einem Fläschchen zu Hause lassen. Übrigens kann man ein gestilltes Baby überallhin mitnehmen, ohne sich Sorgen um die nächste Mahlzeit machen zu müssen. Stillen ist überall möglich. Das wirst Du noch lernen.

Laß Dir doch bitte von Margot nichts dreinreden! Sie hat sich sicher noch keine Gedanken über das Stillen gemacht und auch nicht erfaßt, welch große Bedeutung es für sie und ihre Kinder gehabt hätte. Muttermilch ist doch kein »grünes Wasser«! Man kann den Wert der Muttermilch nicht optisch vergleichen mit der Kuhmilch. Unver-

änderte Kuhmilch wäre zur Ernährung eines Säuglings absolut ungeeignet. Die Muttermilch ist in den ersten Tagen dick und gelblich. Die
»reife« Muttermilch in den folgenden Wochen und Monaten ist
dünn, wesentlich dünner als Kuhmilch, fast bläulich. Bei allen Frauen
auf der ganzen Welt hat sie nahezu den gleichen Fettgehalt. Sie ist in
ihrer Zusammensetzung für Babys immer richtig.

Es gibt zwar heute schon sehr gute künstliche Säuglingsnahrung,
die der Muttermilch fast angeglichen ist. Aber eben nur fast. Alle
Ärzte und Hersteller von Säuglingsnahrung bestätigen, daß Muttermilch das Beste ist. Und welche Mutter will ihrem Baby nicht das
Beste geben, wenn sie die Möglichkeit dazu hat? Dir selbst ist ja auch
klar, daß Du dem Baby durch die Brust viel mehr gibst, als nur Milch
als Nahrung für den Körper. Du schaffst ihm eine Basis für's ganze
Leben. Außerdem ersparst Du Dir viele Probleme, die durch die
künstliche Säuglingsernährung entstehen.

Warum sollte Stillen tierisch sein? Wir Menschen haben in unserer
Leiblichkeit viel mit den Tieren gemeinsam. Daß ein Kind überhaupt
gezeugt, empfangen und zur Welt gebracht wird, oder wenn wir essen – ist das alles in Margots Augen etwa auch nur tierisch? Es ist
normal, daß der Körper Nahrung braucht. Ebenso normal ist es, daß
ein Säugling, der noch nicht »normal« essen kann, eine Spezialnahrung braucht. Es ist doch wunderbar, daß Gott dem Menschen seine
eigene Baby-Spezialnahrung gegeben hat und er nicht auf die der
Tiere angewiesen ist. Eigentlich ist das Fläschchen eine »tierische«
Nahrung, Milch von Tieren. Außerdem ist Kuhmilch schließlich für
kleine Kälber und nicht für kleine Kinder da. Und frag Margot einmal, wozu ihrer Meinung nach die Frau wohl die Brust hätte. Nur für
den Sexualgenuß? Diesen »Fortschritt« können wir Menschen uns
eigentlich nicht leisten.

»Seinem Kinde die ihm von der Natur bestimmte Nahrung aus den
erwähnten egoistischen Gründen zu verweigern, ist eine nicht zu
verantwortende Tat . . . Von Ärzten, die sich solchem törichten An-
sinnen unreifer Frauen nicht widersetzen, muß man wohl sagen, daß
sie gewissenlos handeln.«[16]

Laß Dich nicht irre machen, Karin. Viele wollen Dir gutgemeinte

Ratschläge für (oder vielmehr gegen) das Stillen geben, aber nur wenige verstehen etwas davon. Es ist kein Zufall, daß gerade die gebildeten Frauen heute wieder ihre Babys stillen.

Dein unbehagliches Gefühl wegen des bevorstehenden Ereignisses ist verständlich. Du hast ja noch keine Geburt erlebt. Etwas Unbekanntes, das unaufhaltsam näher kommt, ruft eben gewisse Angstgefühle hervor. Ich schicke Dir das Buch von Ingrid Mitchell »Wir bekommen ein Baby«[18], das mir und vielen meiner Bekannten schon eine große Hilfe war. Die gute Erklärung des Geburtsvorganges und die praktischen Übungen werden Dich sehr ruhig machen. Ein positives Geburtserlebnis ist sehr wichtig für eine gute Beziehung zum Baby und für erfolgreiches Stillen. Die Vorbereitung auf die Geburt ist somit auch eine Vorbereitung auf das Stillen.

Du solltest auch den für Dich richtigen Arzt wählen. Ärzte sind verschiedener Meinung. Dein Arzt sollte Wert auf eine natürliche Geburt legen (ohne Narkotika, da schon kleine Mengen eines Betäubungsmittels den Saugreflex des Neugeborenen in den ersten Tagen schwächen) und dem Ehemann die Anwesenheit bei der Entbindung erlauben. Ihr werdet eine viel tiefere Beziehung zueinander und zu Eurem Kind haben, wenn Ihr die Geburt gemeinsam erlebt. Lies dazu von Ingrid Trobisch *Mit Freuden Frau sein.*[28] Zum Stillen sollte er zumindest eine positive Einstellung haben, und bereit sein, alle Deine Fragen zu beantworten.

Die richtige Wahl des Krankenhauses ist sehr wichtig. Bei den meisten Frauen ist die Krankenhausroutine daran schuld, daß sie nicht stillen können. Die Trennung von Mutter und Kind, das Vier-Stunden-Schema, das Zufüttern künstlicher Nahrung, falsche Informationen, die unpersönliche Routine können sehr hinderlich beim Stillen sein. Die Säuglingsschwestern haben einen großen Einfluß darauf, ob Dein Stillen einen guten Anfang nimmt oder schiefgeht.

Ideal wäre ein Krankenhaus mit dem »Rooming-In«-System. Da verschwinden die Neugeborenen nicht in der Säuglingsstation, sondern bleiben bei der Mutter – entweder im Zimmer oder in einem angrenzenden Raum. Die Mutter darf das Kind anschauen, in den Arm nehmen und stillen, so oft sie will. Sie darf auch zusehen beim Wikkeln und Baden und es sogar selbst probieren. Das ist besonders für Mütter wie Dich, die das erste Baby bekommen, sehr wichtig. Sie können unter Anleitung lernen, wie man mit dem kleinen Wurm umgeht, und sind zu Hause nicht ratlos, wenn das Baby schreit. Die Babys sind dann auch meist ruhiger, weil die Mütter weniger falsch machen.

Wenn Du mit Deinem Baby heimkommst, bedeutet das eine große Umstellung in Deinem Tagesablauf. Du solltest schon jetzt beginnen, Deinen Haushalt zu vereinfachen. Das bedeutet: Saubermachen, Waschen und Bügeln nur in »kleinen Portionen«, einfachere Speisen kochen, Geselligkeiten reduzieren – Du wirst ohnehin bald merken, daß Du in dieser Hinsicht weniger leistungsfähig bist. Geh viel an die frische Luft und leg Dich mittags etwas hin. Für die ersten drei Wochen nach der Geburt solltest du unbedingt eine Hilfe im Haushalt haben, falls Wolfgang nicht frei bekommt.

Deine Schmerzen in der Brust sind ganz normal. Du mußt dich nicht ängstigen. Die Brust bereitet sich auf das Stillen vor: die Milchgänge entwickeln sich und die Milchdrüsen beginnen schon jetzt zu arbeiten. Sie werden durch ein Hormon der Placenta (Östrogen) aber noch bis zur Geburt gehindert, die Milch herauszulassen. Die Brust ist jetzt stärker durchblutet, sie schmerzt und spannt, als wäre sie »voll«, sie wird größer und ca. ein halbes Kilogramm schwerer.

Im letzten Monat der Schwangerschaft wirst Du vielleicht beobachten, daß einige Tropfen der dicken, gelben Vormilch ausrinnen. Aber weder Schmerzen und Spannen noch die ersten Tröpfchen sind ein Zeichen, ob Du viel oder wenig Milch haben wirst. Ich selbst bemerkte nichts von alledem und hatte, wie Du weißt, sehr viel Milch. Du mußt nur einen Büstenhalter tragen, der gut stützt und trotzdem seitlich nicht einengt und so die Durchblutung der Drüse abschnürt. Das Material sollte luftdurchlässig sein, damit die Haut der Brustwarze nicht durch die dauernde Feuchtigkeit an Festigkeit verliert.

Die Brustpflege in der Schwangerschaft bedeutet vor allem Massage der Brust und Abhärtung der Brustwarzen. Vor allem beim ersten Baby neigen viele Frauen dazu, an den Brustwarzen wund zu werden. Mach Dir deshalb als Vorbeugung folgende Übungen, die ich

Dir Punkt für Punkt aufschreibe, früh und abends zur Gewohnheit:

1. Hände waschen! Um eine Infektion zu vermeiden, vor jeder Berührung der Brust, auf größte Sauberkeit achten, auch später beim Stillen.

2. Brust und Brustwarze zuerst im Bad oder beim Duschen mit dem nassen Waschlappen, dann mit dem trockenen Handtuch sanft reiben. Du solltest die Brustwarze nur mit Wasser, nie mit Seife oder Alkohol waschen, damit die Haut nicht zu sehr austrocknet.

3. Brustmassage – mit beiden Händen vom Brustansatz zur Brustwarze hin leicht massieren (Abb. 1).

4. Rollen der Brustwarze zur Abhärtung der Haut – Brust mit linker Hand unterstützen. Warze zwischen rechten Daumen und Zeigefinger nehmen, erst einige Male leicht herausziehen, dann zwischen den Fingern rollen (Abb. 2). Das ist etwas unangenehm, schmerzen soll es aber nicht.

5. Brust und Brustwarze mit Massageöl einfetten. Dr. W. zur Linden, ein mit biologischen Mitteln arbeitender Arzt, empfiehlt ein durchblutungsförderndes Milchbildungsöl[16]. Manche Frauen schreiben diesem wohlriechenden Öl erstaunliche Erfolge bei der Steigerung der Milchmenge zu.

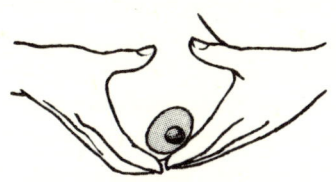

Abb. 1: Brustmassage

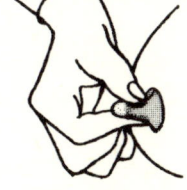

Abb. 2: Rollen der Brustwarzen

Hast du flache oder hohle Brustwarzen, kannst Du auch stillen. Meist kommen sie beim Saugen von selbst heraus. Du erleichterst Deinem Baby aber diese Arbeit, wenn Du jetzt noch diese zusätzliche Übung machst:

Beide Daumen links und rechts von der Brustwarze gegen die Brust drücken und seitlich auseinanderziehen, fünfmal vor und zurück (Abb. 3).

Nun die Daumen oberhalb und unterhalb der Brustwarze anlegen und ebenfalls auseinanderziehen, fünfmal auf und ab (Abb. 4).

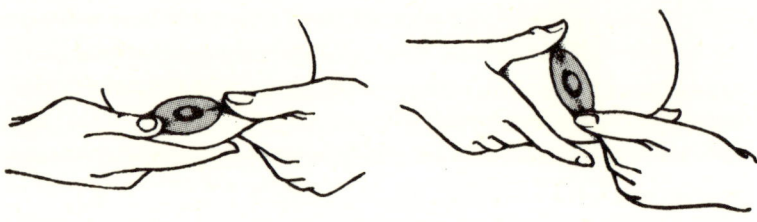

Abb. 3 und 4: Übung gegen flache Brustwarzen

Dadurch richtet sich die Warze auf, Du kannst sie nun fassen, herausziehen und rollen.

In manchen Büchern (z.B. »The Womanly Art of Breastfeeding«) wird empfohlen, schon in der Schwangerschaft etwas Milch mit der Hand auszudrücken, um die Milchgänge durchgängig zu machen. Ich halte das nicht für notwendig. Trotzdem werde ich Dir kurz die Tech-

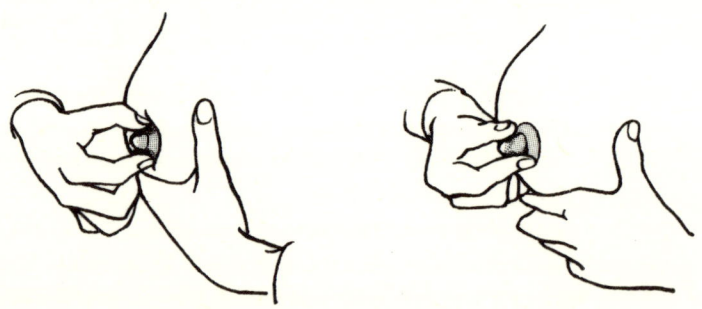

Abb. 5 und 6: Ausdrücken der Milch

nik beschreiben, damit Du sie üben kannst, falls Du später einmal Milch ausdrücken mußt: Mit der linken Hand die Brust unterstützen, den rechten Daumen und Zeigefinger an den Rand der dunklen Zone (Warzenvorhof) legen (Abb. 5), zusammendrücken und leicht vorziehen (Abb. 6). Das ist alles.

Beachten mußt Du, daß die Finger nicht zur Warze vorrutschen, sonst schmerzt es, und daß sie rundherum um die Warze wandern und von allen Seiten drücken, damit alle Milchgänge erreicht werden. Die linke Hand kann durch leichte Massage zur Warze hin die Entleerung der Brust unterstützen.

Viele dieser technischen Anweisungen wirst Du vielleicht erst später brauchen. Heb Dir daher diesen Brief gut auf!

Gute Wünsche für die Geburt!

Im Krankenhaus

Freude über Geburt – Trennungsschmerz – schlafendes Baby – keine Hilfe durch Krankenschwestern – zu wenig Milch – Unbehagen und Depression

Karin

4. Januar: Voll Freude teile ich Dir mit, daß am 1. Januar um 9.30 Uhr unser Töchterchen Sandra zur Welt kam. Sie ist 50 cm groß und wiegt 3 500 g. Wir Eltern sind sehr dankbar für unser gesundes Baby. Natürlich ist es das Schönste von allen!

Die Geburt war verhältnismäßig schnell und leicht. Die Vorbereitung durch I. Mitchells Buch[18] hat mir alle Angst genommen. Durch die richtige Atmung war ich ganz entspannt. Als in der Nacht die Kontraktionen begannen, war Wolfgang aufgeregter als ich, denn ich wußte genau, was vor sich ging und was ich zu tun hatte. Es half mir auch sehr, nicht an meine eigenen Schmerzen zu denken, sondern an das Kindchen und daran, was es zu leiden hatte. Als Wolfang mit mir betete, wurden wir beide ganz ruhig.

Stell Dir vor, es wurde uns gestattet, daß Wolfgang bei der Geburt unserer Tochter dabeisein durfte! Dieses gemeinsame Erlebnis hat uns ganz tief verbunden. Und mit wem hätte ich denn sonst nach der Entbindung meine übergroße Freude teilen sollen?

Heute, am vierten Tag, bin ich aber gar nicht mehr so voll Freude. Gott hat mir zwar ein gesundes Kind geschenkt, doch ich muß Dir gestehen, daß ich eigentlich recht enttäuscht und traurig bin. Und sehr mutlos. Ich will Dir die Gründe erklären:

Nach der Geburt bekam ich mein Baby in den Arm gelegt. Es war eingemummt wie ein kleiner Eskimo. Am liebsten hätte ich es ausgewickelt, genau angeschaut und an meine Brust angelegt. Aber ich durfte nur einige Minuten das kleine Gesichtchen staunend betrachten – dann wurde es mir weggenommen. Diese Trennung von meinem Kind, das ich so lange in meinem Körper trug, schmerzte mich sehr. In den vergangenen Tagen war ich oft dem Weinen nahe und hätte am liebsten die Türe des für mich verbotenen Säuglingszimmers eingetreten. Warum nimmt man einer Mutter ihr neugeborenes Kind weg? Das würde sich keine Tiermutter gefallen lassen. Ich kann nun gut verstehen, warum Du mir ein Krankenhaus mit »Rooming-In« empfohlen hast. Leider gab es für mich diese Möglichkeit nicht. Ich könnte mir vorstellen, daß die Tage im Wochenbett viel harmonischer verlaufen, wenn Mutter und Kind beisammen bleiben. Auch habe ich beobachtet, daß sich das Baby in den ersten Tagen sehr schnell verändert. Es ist schade, daß ich das nicht so richtig miterleben darf.

Die Babys werden am Tag alle vier Stunden gebracht und nach genau zwanzig Minuten wieder abgeholt. Eine Mahlzeit solle nicht länger dauern, meinen die Schwestern. Aber oft schläft mein Baby so fest, daß ich es erst nach fünfzehn Minuten wach bekomme. Bis es uns dann gelingt, mit dem Trinken richtig anzufangen, sind die zwanzig Minuten um. Das hungrige schreiende Baby wird mir weggenommen und bekommt »drüben« ein Fläschchen. Und ich bleibe unglücklich und mit einer vollen Brust zurück. Gestern sagte mir eine

Schwester: »Bei Ihnen hat das Anlegen gar keinen Sinn. Sie haben ohnehin keine Milch.« Erst war ich entmutigt, denn das Baby hatte wirklich gar nichts getrunken. Doch dann dachte ich an Dich und teilte der Schwester mit, daß ich unbedingt stillen wolle, und daß die Milchproduktion doch erst durch das Saugen angeregt werde. Daraufhin erklärte sie: »Das ist Unsinn. Milch hat man, oder man hat sie nicht.«

Auch die anderen Schwestern sind nicht sehr freundlich. Eine von ihnen sah mich erstaunt an: »Was, Sie wollen stillen? Sie wollen das wirklich auf sich nehmen?« Ist es denn wirklich so schwierig? Mein Arzt hält das Stillen zwar prinzipiell für gut, gibt mir aber wenig Hilfe und fast keine Information.

Heute ist meine Brust heiß und hart und fühlt sich voll an. Das Baby kam aufgeregt schreiend, hungrig, gierig. Aber es drehte sich enttäuscht von der Brust weg und brüllte. Ich war ratlos. Doch ich konnte niemanden fragen. Der Zeitdruck macht mich auch ganz nervös und verkrampft: noch zehn Minuten, noch fünf Minuten, dann wird Sandra geholt und hat nichts oder nur wenig getrunken. Der Arzt weckte wieder eine neue Angst in mir. Er warnte mich vor einer Brustentzündung und riet mir, mich doch abstillen zu lassen. Da ich nicht wollte, gaben mir die Schwestern mit unfreundlicher Miene warme Umschläge, eine Salbe für die Brust und eine Pumpe. Nun pumpe ich die Milch ab, die eigentlich mein Baby trinken sollte. Es schmerzt sehr, und es kommt nur wenig. Dabei habe ich das Gefühl, die Brust würde platzen.

Liebe Eva, es ist schön, ein Baby zu haben. Alles andere aber ist weniger schön. Ich bin furchtbar müde, viel müder als am ersten Tag. Und gar nicht so glücklich, wie ich es mir vorgestellt hatte. Ich bin empfindlich und fange schon wegen Kleinigkeiten zu weinen an. Bin ich denn nun keine gute Mutter? Ich leide unter der Routine hier, die das Krankenhaus zum Massenbetrieb macht, unter der Hektik, dem starren Zeitplan und der Unfreundlichkeit. Ich leide auch mehr als sonst an meinem körperlichen Unbehagen. Die Brust schmerzt, die Nachwehen schmerzen, die Dammnaht schmerzt, die Trennung vom Baby schmerzt. Die Milch rinnt nicht, das Baby trinkt nicht, das Stillen funktioniert nicht, und niemand hat Zeit, uns ein wenig anzuleiten. Die anderen Frauen auf der Station stillen alle nicht. Sie verstehen gar nicht, warum mir so viel daran liegt. Das alles und die Furcht, daß es mir nicht gelingen könnte, mein Baby satt zu machen, rufen eine große Müdigkeit und Unsicherheit in mir hervor. Ich frage mich sogar manchmal, ob das Stillen denn wirklich so gut und wichtig sei, da es doch solche Schwierigkeiten macht. Fast komme ich in die Versuchung, mich doch abstillen zu lassen.

Eva

6. Januar: Da ich Dich beim Stillen begleiten und auch »bemuttern« darf, will ich Dich nun trösten. Heute geht es Dir sicher schon besser.

Vorerst meinen herzlichsten Glückwunsch Euch beiden zu Eurer Tochter! Über das schöne Geburtserlebnis freue ich mich mit Dir.

Deine Reaktion danach, das Baby am ganzen Körper betrachten zu wollen, ist durchaus natürlich. Auch dein Bedürfnis, gleich nach der *Entbindung zu stillen*, entspricht dem, was natürlich und für Mutter und Kind gesund wäre. Viele junge Mütter reagieren ähnlich wie Du und leiden auch sehr unter der Trennung von ihrem Baby.

Die Atmosphäre in der Klinik, wie du sie beschreibst, ist wirklich nicht die ideale Umgebung, um die ersten Begegnungen zwischen Mutter und Baby zu einem entspannten Erlebnis werden zu lassen. Eine Frau wird nicht automatisch zu einer guten Mutter, wenn sie ein Kind geboren hat. *Der Mutterinstinkt* wird erst durch den Umgang mit dem Baby geweckt, vor allem durch das Stillen. Und die mütterlichen Gefühle wiederum erhöhen die Stillbereitschaft. So haben die allerersten Tage für Mutter und Kind eine große Bedeutung.

Dem wirken gewisse Krankenhausgewohnheiten geradezu entgegen. Das Kind wird – wie Du es erfahren hast – der Mutter weggenommen. Gerade am ersten Tag, wenn Mutter und Kind einander am nötigsten brauchten, dürfen sie überhaupt nicht beisammen sein. Die Folge kann dann sein, daß jene Mütter, deren Mutterinstinkt sich nicht genügend bilden konnte, dem Baby gegenüber unsicher, ja vielleicht sogar gleichgültig werden, so daß sie es gar nicht bei sich im

Zimmer haben wollen, weil es ihre Ruhe stört, und daß sie es auch nicht stillen mögen. Daß es eine Mutter, die gegen diesen Strom schwimmt und ihr Baby stillen will, sehr schwer hat, brauche ich Dir ja nicht mehr zu erzählen.

Du mußtest leider auch die Erfahrung machen, wie stillunfreundlich unsere Krankenhäuser sind. Frau N., eine Bekannte, erzählte mir sogar, daß ihr vom Stillen abgeraten wurde und alle Wöchnerinnen auf der Station ungefragt eine Abstillspritze bekommen hätten. Aber das Stillen war ihr doch möglich gewesen, da sie eindringlich gefordert hatte, das Kind trotzdem anlegen zu dürfen. Durch häufiges Anlegen kam die Milchbildung doch in Gang.

Eine andere Mutter, Frau S., empfand das Stillen im Krankenhaus als lästige Pflichtübung, die sie nach Plan zu absolvieren hatte. Sie wollte zwar stillen, aber der Zwang, den die Krankenschwester mit Uhr und Waage ausübte, stellte sie unter einen Leistungsdruck, der ihre Milch versiegen ließ.

Ich selbst habe bei meinen drei Entbindungen die verschiedensten Krankenschwestern erlebt: freundliche und mürrische; solche, die sich um Mutter und Kind bemühten und bei den ersten Stillversuchen halfen; solche, die das Baby nur fünf Minuten saugen ließen, damit die »Warzen nicht wund« würden; solche, die nach genau zwanzig Minuten das Baby holten, ob es etwas getrunken hatte oder nicht; solche, die während der Stillzeit Kaffee tranken und erst nach 1 1/2 Stunden wiederkamen und sich nicht um die ungeschickten Mütter kümmerten, die mit ihren schreienden Babys nicht zurecht kamen; solche, die ungehalten waren über die »Mehrarbeit« mit einem gestillten Baby; solche, die anhand der Waage den stillenden Müttern ihr »Versagen« bewiesen, weil sie nicht die erforderlichen Gramm geben konnten. Jede gab andere Ratschläge. In jedem Krankenhaus gab es andere Vorschriften.

So lehrte man mich einmal das *Stillen im Liegen*, indem ich auf der linken Seite liegend die rechte Brust reichen sollte. In einem anderen Krankenhaus bestand man darauf, auf der linken Seite liegend nur die linke Brust zu reichen. Als ich das Stillen immer besser beherrschte, lernte ich, daß beides möglich war. Im Bestreben, die für mich be-

Abb. 7: Stillen im Liegen

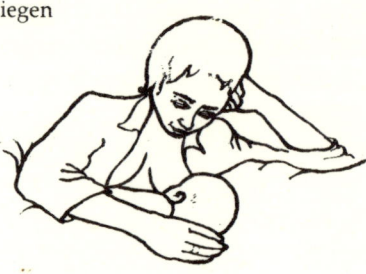

a: Auf der linken Seite liegend wird die linke Brust gereicht, der Kopf wird auf die Hand gestützt.

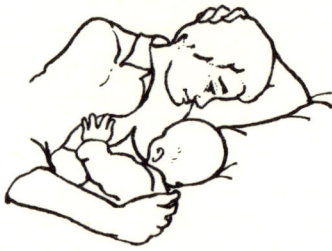

b: Der Kopf liegt bequemer auf dem Arm oder auf einem Kissen.

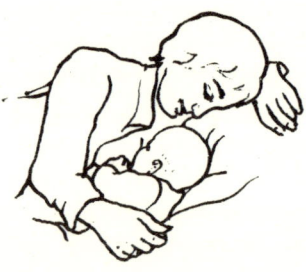

c: Auf der linken Seite liegend kann auch die rechte Brust gereicht werden.

quemste Stellung zu finden, konnte ich, auf einer Seite liegend, dem Baby beide Brüste reichen (Abb. 7).

Es wundert mich gar nicht, daß Du mit Deiner Brust Schwierigkeiten hast. Aber das ist nicht Deine Schuld. Es liegt an den Ordnungen der Klinik, die es nicht vorsehen, das Baby schon *vom ersten Tag an häufig anzulegen.* Die *Milchdrüsen* beginnen sofort zu arbeiten, wenn das Baby gleich nach der Geburt an die Brust gelegt wird und saugt!

Je öfter man es vom ersten Tag an saugen läßt, umso früher wird genug Milch da sein, da ja durch den *Saugreiz* die Milchproduktion angeregt wird. Das ist gerade für jene Frauen wichtig, die befürchten, zu wenig Milch zu haben. Wird an der Brust nicht gesaugt, ist das für den Körper ein Signal, daß eben keine Milch benötigt wird, und die Produktion wird zurückgehen – ein wunderbar funktionierendes Wechselspiel zwischen *Angebot und Nachfrage!*

Auch bleibt das oft schmerzhafte »Einschießen« der Milch aus, da die Milch nicht plötzlich kommt, sondern allmählich mehr wird, und da durch die kurzen Stillintervalle die Brust immer wieder entleert und erleichtert wird.

Für das Baby bringt es auch nur Vorteile, wenn es gleich nach der Geburt angelegt wird. Es erhält dann schon am ersten Tag die so wichtige Vormilch *(Kolostrum),* die viel leicht verdauliches Eiweiß und Fett enthält, leicht abführend wirkt und durch besonders viele Abwehrstoffe das empfindliche Neugeborene vor Krankheiten schützt. Ein Baby, das schon am ersten Tag nach Bedarf gestillt wird, erleidet fast keinen *Gewichtsverlust,* es muß sich nicht wegen Hunger, Durst oder Einsamkeit müde schreien. Es wird schon vom ersten Tag an »erzogen«, indem es an der Mutterbrust lernt, die Angst vor der Welt zu überwinden, sich geliebt und *geborgen* zu fühlen und durch eigene Anstrengung müde, satt und zufrieden zu werden.

Als ich diese Zusammenhänge zu verstehen begann, mußte ich Gott danken, der das alles ohne unser menschliches Verstehen und Eingreifen so gut funktionieren läßt.

Diese natürliche Ordnung wird durcheinandergebracht, wenn das Kind erst nach einem oder zwei Tagen angelegt werden darf und inzwischen mit Zuckerwasser oder Tee ernährt wird. Die Milch *schießt* erst am dritten, vierten oder gar zehnten Tag *ein.* Die Brust schmerzt sehr, wird heiß und hart. Das hungrige Baby kann die pralle Brust oft nicht fassen und dreht sich enttäuscht schreiend weg – so wie Du es erlebt hast. Wenn Du abpumpst, kommt nur wenig Milch. Zu wenig, da die Milchdrüsen noch zu wenig durch Saugen angeregt wurden. Die Brust ist voll. Das ist aber nicht Milch, sondern starke Durchblutung. Häufigeres Anlegen oder *Abpumpen*, warme Umschläge und eine warme Dusche hindern den Schmerz und das Völlegefühl und verhindern eine Stauung und Entzündung. Eine *Brustentzündung* entsteht nicht durch das Stillen, sondern oft durch das Nicht-Stillen: die lange Pause nach der Geburt, die zu langen Intervalle zwischen den Mahlzeiten. Es wäre besser, die Ärzte rieten zu richtigem Stillen anstatt zur Abstillspritze.

In den meisten Kliniken ist zwischen den Mahlzeiten ein Intervall von vier Stunden einzuhalten. Das ist zwar richtig für die Flaschennahrung, aber für das Stillen zu lang. Das Baby hat die Muttermilch schon nach zwei bis drei Stunden verdaut. Jedes Baby hat seinen eigenen Rhythmus und sollte immer gestillt werden, wenn es Hunger hat und schreit. Das wird in den ersten Wochen oft schon nach zwei Stunden sein.

Ein anderer Fehler ist es, bei jeder Mahlzeit nur eine Brust zu geben. Das sind bei einem starren Vier-Stunden-Plan acht Stunden Pause für jede Brust. Das ist viel zu lange, um die Milchdrüsen anzuregen. Daher sagen so viele Frauen: »Ich habe einfach nicht genug Milch.« Gib dem Baby unbedingt *beide Seiten bei jeder* Mahlzeit! Im Krankenhaus stillst Du alle vier Stunden, zu Hause dann alle zwei bis drei Stunden, aber immer beide Seiten! Nur so kannst Du die Milchproduktion steigern. Warum solltest Du denn Deinem hungrigen Baby ein Fläschchen geben, wenn Du in der anderen Brust noch Milch hast? »Ist die eine Brust leer und das Kind offensichtlich noch nicht ganz gesättigt, kann man es unbedenklich noch an die andere Seite anlegen. Besonders in den ersten Wochen und regelmäßig bei der Abendmahlzeit wird man so verfahren.«[16] Achtest Du darauf, daß Du genug *trinkst*? Am besten vor jeder Stillzeit ein oder zwei Glas Wasser oder warmen Fruchttee.

Du mußt nicht verzweifeln, weil Du Dich unbehaglich fühlst und weil das Stillen nicht so klappt, wie Du es Dir vorgestellt hast. Du darfst müde sein, denn Dein Körper hat eine große Anstrengung hinter sich. Es erfolgt nun wieder eine große hormonelle Umstellung, die Dich einige Wochen lang leicht ermüden läßt, genauso wie am Beginn der Schwangerschaft. Vorgestern, als Du mir schriebst, fühltest Du Dich sicher am schlechtesten. Am dritten, vierten Tag bemerken die meisten Frauen, daß sie sehr matt sind und die Tränen leicht fließen. Ich hoffe sehr, daß es Dir heute wieder besser geht.

Du brauchst auch nicht tapfer die Rolle der liebevollen Mama zu spielen oder Schuldgefühle zu haben. Natürlich bist Du eine gute Mutter. Aber Du hast noch keine richtige Beziehung zu Deinem Kind, weil es die meiste Zeit von Dir getrennt ist.

Über das Stillen mach Dir keine Sorgen. Das mußt Du erst *lernen*. Dein Baby auch. Es kommt zwar gierig und hungrig, ist aber genau so unerfahren wie Du. Ihr beide habt ja noch viel Zeit, miteinander zu lernen.

Falls die Krankenschwestern Dir nicht die richtige Hilfe beim Stillen geben, sind hier einige Ratschläge für Dich:

Leg oder setz Dich bequem hin. *Beim Liegen* legst Du eine Hand zur Unterstützung unter Deinen Kopf, mit der anderen Hand führst Du die Brust zum Baby. Beim Sitzen lehnst Du Dich bequem zurück, stellst die Beine auf einen Schemel oder legst Dir ein Kissen auf die Knie, sonst liegt das Baby zu tief unten. Wenn einmal weder Schemel noch Kissen vorhanden waren, schlug ich einfach ein Bein über das andere, um das Baby darauf zu stützen.

Damit das Baby im Arm nicht zu schwer wird, ist ein Sessel mit Armlehne recht hilfreich. Wichtig ist, daß Du eine bequeme Sitzstellung einnimmst, damit Du weder in den Beinen oder Armen noch im Rücken einen Muskelkrampf bekommst.

Nun nimmst Du die Brust oberhalb des Warzenhofs fest zwischen zwei Finger. Ist sie zu prall gefüllt oder saugt das Baby anfangs schlecht, drückst Du mit der Hand erst einige Tropfen Milch aus. Damit hast Du dem Baby den Anfang erleichtert.

Berühre nun mit der Brust die Wange des Babys, damit es den

Kopf zu Dir dreht – versuche nicht, den Kopf des Babys mit Deiner Hand herzudrehen, denn Du irritierst es damit nur.

Nun steckst Du dem Baby die Brustwarze in den Mund. Nicht zaghaft, sondern ordentlich, sodaß es die ganze dunkle Zone im Mund hat, sonst schmerzt es Dich. (Bild 1) Jetzt mußt Du Deinem Baby noch dabei helfen, später kann es das schon allein.

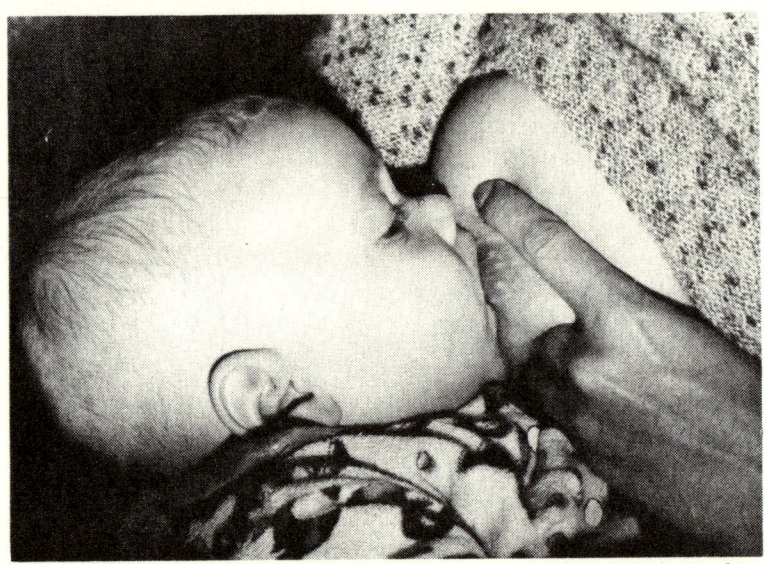

Bild 1: Das Baby nimmt den ganzen Warzenhof in den Mund. Das Näschen wird frei gehalten.

Während das Baby trinkt, drückst du die Brust mit dem Finger ein wenig zurück, damit es durch das Näschen Luft bekommt. (Bild 1)

Zwei bis drei Minuten muß sich das Baby sehr anstrengen beim Saugen, erst dann beginnt durch einen Reflex *(Let-Down-Reflex)* die Milch aus der Brust zu rinnen – manchmal so schnell, daß das Baby mit dem Schlucken gar nicht nachkommt. Dann gönnst Du ihm eine kleine Pause zum Luftschnappen.

Nach meiner zweiten Entbindung bekamen wir Frauen ein *Nasenspray* auf das Nachtkästchen gestellt, den wir jeweils 1/4 Stunde vor

der Stillzeit anwenden sollten. Es handelt sich dabei um ein Hormonpräparat, das die Milch besser fließen läßt und durch die Nasen-
schleimhaut vom Körper besonders schnell aufgenommen wird. (Die
Abstillspritze ist dagegen ein Hormonpräparat, das die Milch »austrocknet«.) Aber ich meine, mit *Hormonen* müßte man vorsichtig
umgehen und sie nur anwenden, wenn es unbedingt nötig ist. Ein
Nasenspray sollten also nur Frauen mit schlechtem Let-Down-Reflex
verwenden.

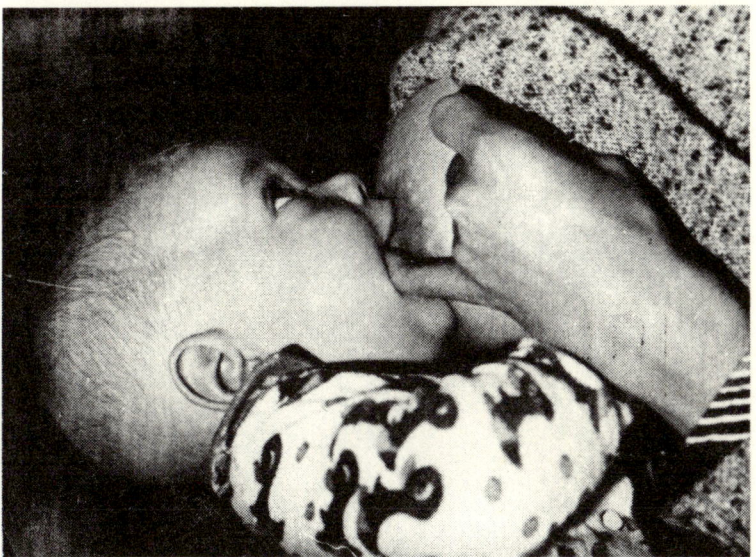

Bild 2: Das Abnehmen von der Brust.

Um nach dem Trinken das Baby von der Brust abzunehmen, zieh
ihm nicht die Brustwarze aus dem Mund, sonst verletzt Du sie. Wenn
Du Deinen kleinen Finger vorsichtig dem Baby in den Mundwinkel
schiebst, kann es nicht mehr saugen und läßt die Brust von selbst los.
(Bild 2)

Stillen muß man lernen und üben – wie Schwimmen und Kochen. Noch bist Du unsicher, weil Ihr beide, Du und Dein Baby, noch ungeschickt seid. Eines der Geheimnisse des Stillens ist, die Ruhe zu bewahren! Jetzt brauchst Du gerade Ruhe und Gelassenheit gegenüber gewissen Krankenhausgewohnheiten, die Dich am erfolgreichen Stillen hindern. Es dauert ja nur ein paar Tage.

Meine Tochter schlief damals im Krankenhaus auch so gut, als sie zum Trinken gebracht wurde. Ich versuchte sie ganz sanft zu wecken – mit so einem kleinen Baby darf man ja nicht grob umgehen. Es gelang mir nicht immer. Genauso wie Du hatte ich in der ersten Woche natürlich viel zu wenig Milch, weil die Anregung durch das Saugen fehlte. Um die Milchmenge ein bißchen zu vergrößern, verwendete ich die elektrische Pumpe: Nach jeder Mahlzeit pumpte ich beide Seiten und massierte dabei leicht die Brust vom Ansatz zur Warze hin. Zu Hause fütterte ich das Baby immer dann, wenn es wach war und schrie. In den ersten Tagen zu Hause bekam es sehr oft zu trinken. Du weißt, daß ich dann genug Milch hatte, um mein Töchterchen voll zu stillen.

Da meine Tochter mein zweites Baby war, wußte ich schon über das Stillen Bescheid und war ganz sicher, daß es klappen würde. Aber ich erinnere mich, daß mir damals, als ich mit meinem ersten Baby heimging, recht bange zumute war. Ich war unsicher und ganz auf mich allein gestellt. Der Gedanke, für dieses kleine, abhängige Wesen allein verantwortlich zu sein, und die Angst, ob ich alles richtig machen würde, lasteten sehr auf mir. Mit meiner Erfahrung von damals kann ich Dich heute beruhigen: Hab keine Angst! Wenn Du Dich nach den Bedürfnissen Deines Babys richtest, kannst Du nicht viele Fehler machen.

Schreib mir bald, wie es Euch zu Hause geht!

Die erste Woche zu Hause

Müdigkeit – zu wenig Milch – unruhiges Baby – volle Brust – schmerzende Brustwarzen – Stillbüstenhalter – Stillen in der Nacht

Karin

12. Januar: Mein Brief kommt früher, als Du es vielleicht erwartet hast. Ich bin verzweifelt. Eigentlich sollte ich jetzt die Küche aufräumen. Aber ich kann nicht. Gleich werde ich anfangen zu heulen. Ich bin am Ende meiner körperlichen und seelischen Kräfte. Wolfgang ist rührend und versucht mich zu verstehen. Aber er ist auch rat- und hilflos. Ich verstehe mich ja selbst nicht.

Seit drei Tagen bin ich zu Hause. Im Krankenhaus fühlte ich mich schon sehr kräftig und unternehmungslustig. Ich freute mich so darauf, endlich mit meinem Baby zusammenzusein – obwohl mir auch etwas bange war, allein dafür sorgen zu müssen. Ganz stolz fuhren wir zu dritt nach Hause. Aber diese Heimfahrt hatte mich so erschöpft, daß ich mich gleich ein wenig hinlegen mußte. Und bis jetzt kam ich aus der Erschöpfung nicht mehr heraus. Besonders arg ist es beim Stillen. Nachher fühle ich mich ganz »zerschlagen«.

Das Stillen bereitet mir nicht die Freude, die ich erwartet hatte, sondern eher Unannehmlichkeiten. Es klappt auch nicht so richtig. In der Klinik habe ich nach Deinem Rat fleißig abgepumpt, um die Milchbildung anzuregen. Die Schwestern sahen das zwar nicht gern, aber andrerseits war es nicht möglich, das Baby öfter als im Vier-Stunden-Rhythmus zu bekommen oder das *Nachfüttern* mit dem Fläschchen zu verhindern. So blieb mir nur das Pumpen, und ich war sehr froh über diesen Rat. Bereits nach zwei Tagen hatte ich wesentlich mehr Milch, und am letzten Tag mußte nichts mehr nachgefüttert werden. Ich war daher beim Heimgehen sehr beruhigt, genug Milch für mein Baby zu haben.

Zu Hause aber war alles anders. Das zuvor immer schlafende Baby schrie. Ich legte es an die Brust, bis es genug hatte, wickelte es, dann schrie es wieder, und ich legte es an die andere Brust, bis es wieder genug hatte – aber nach kurzer Zeit schrie es schon wieder. Ich war ratlos und verstand dieses Verhalten nicht. Wolfgang konnte es beruhigen, indem er es sanft in den Armen wiegte.

Meine Mutter, die uns sehr lieb mit Mahlzeiten versorgt, meinte gleich, wir dürften das Baby doch nicht schon am *ersten Tag verwöhnen*. Und auf keinen Fall dürfe ich es gleich anlegen, wenn es nach zwei Stunden wieder *schreie*. Es müsse *schreien*, um die Lungen zu kräftigen. Stimmt das? Ich bin sehr unsicher, was ich mit so einem unruhigen Baby machen soll.

Es melden sich jetzt viele *Gäste an*, die das Baby besichtigen wollen. Das freut mich, aber es wird mir zu viel. Ist es sehr unhöflich, wenn ich sie bitte, mit dem Besuch noch zu warten? Gestern war eine Tante da, deren Besuche immer sehr anstrengend sind. Ihr Besuch hat mich gestern so aufgeregt, daß ich feuchte, zittrige Hände und Herzklopfen bekam. Bin ich denn nun hysterisch? Als es Zeit zum Stillen war, ging ich in den Nebenraum, aber Sandra wollte nicht trinken und weinte an der Brust. Sie kann aber doch nicht von meiner Aufregung und Antipathie gegen die Tante wissen!

Heute hatte ich eine unbedeutende *Auseinandersetzung* mit meiner Mutter wegen der schon erwähnten Verwöhnung. Ich will nicht, daß sie sich so einmischt, und sagte ihr das. Aber ich regte mich schon wieder so schnell auf, und wieder weinte Sandra an der Brust, anstatt zu trinken. Kann sie wirklich spüren, wenn ich etwas Negatives erlebt habe? Dann müßte sie das Schöne, das ich erlebe, z.B. ein paar liebe Worte meines Mannes, doch auch spüren. Haben Babys einen sechsten Sinn für Liebe oder Streit? Dann habe ich durch mein ganzes Verhalten eine Verantwortung, an die ich bisher noch gar nicht gedacht habe.

Nun habe ich noch einige Fragen. Es ist mir sehr unangenehm, wenn plötzlich die Milch aus der Brust ausrinnt und BH und Bluse durchnäßt sind. Woher kommt das? So viel Milch habe ich doch gar nicht, daß die Brust überlaufen könnte. Daher kann ich mir auch nicht erklären, warum die Brust sich manchmal so voll anfühlt, daß sie spannt und sogar schmerzt.

Schmerzen bereiten mir auch die Brustwarzen. Vor der Geburt habe ich sie zwar gepflegt und abgehärtet. Aber die Haut der Brustwarzen ist jetzt doch sehr empfindlich und fast ein wenig wund und schmerzt sehr, wenn ich das Baby anlege. Kann ich dagegen etwas tun?

War für Dich das Aus- und Ankleiden bei jedem Stillen auch so eine Prozedur wie bei mir? *Mein BH* ist vorne zu öffnen, aber beim Stillen rutschen mir beide Teile auf den Seiten nach hinten, so daß das Anziehen dann ziemlich umständlich ist. Gibt es denn keine praktischeren Stillbüstenhalter?

Was meinst Du zum Stillen *in der Nacht?* Der Kinderarzt sagt, es sei nicht notwendig, denn Sandra sei schwer genug. Aber mein kleiner Schreihals kümmert sich nicht um sein Gewicht und weckt mich nachts zweimal. Nach dem Stillen schläft Sandra ruhig weiter. Am Tag ist sie nicht so brav. Manchmal ist sie nach dem Stillen noch unzufrieden, oft schreit sie nach zwei Stunden schon wieder. Aber ich wage sie nicht öfter als sechs- oder siebenmal zu stillen, das sind nur alle drei oder vier Stunden. Für mehr Mahlzeiten würde meine Milch auch nicht reichen. Der Kinderarzt meint, fünf Mahlzeiten seien genug. Wie hast Du es bei Deinen Kinder gemacht?

Mein Brief klingt wahrscheinlich nicht so fröhlich, wie man das von einer jungen Mutter erwartet. Aber Du wirst mich schon verstehen, liebe Eva, und wieder ein wenig trösten. Ich möchte so gern eine gute, glückliche Mutter sein, aber ich fühle mich unfähig dazu. Wie machst Du das nur mit Deinen drei Kindern? Der Tag vergeht so schnell mit dem vielen Stillen und dem Versorgen des Babys, daß ich kaum zum Essen und Ausruhen komme. Es macht mich ganz nervös, den Haushalt so zu vernachlässigen. Ich darf gar nicht daran denken, was alles zu tun wäre! Einkaufen, Kochen und die nötigsten Arbeiten macht meine Mutter – ich hätte nie gedacht, daß ich ihre Hilfe so dankbar annehmen könnte. Aber anders ginge es nicht, denn ich bin todmüde. Ich habe nur den einen Wunsch: zu schlafen!

Eva

14. Januar: Deinen Brief muß ich schnell beantworten, am besten führe ich zu Dir, um Dich gleich heute zu trösten und zu ermutigen.

Das ist das Geheimnis jener Mütter, die zwar viel Arbeit, aber doch immer Zeit haben für ihre Kinder: in jedem Augenblick das Wesentliche erkennen und tun. Es ist wesentlich, Kindertränen zu trocknen, eine Frage zu beantworten, ein Gespräch zu führen – die Bügelwäsche und der Staubsauger können ruhig eine halbe Stunde warten. Heute ist es für mich wesentlich, eine erschöpfte, mutlose stillende Mutter zu trösten – die Wäsche, die ich ausbessern wollte, kann warten.

Für Dich ist es jetzt wesentlich, ganz für Dein Baby da zu sein, es zu stillen, zu wiegen, seine Bedürfnisse kennenlernen, Dich genug auszuruhen, damit die Milchbildung in Gang kommt. Die Gäste können noch warten. Ebenso kann der Haushalt warten. Ich weiß, ein unordentlicher Haushalt macht Dich nervös, denn Du möchtest gerne eine perfekte Hausfrau sein. Aber ist nicht so manche perfekte *Hausfrau* bloß deshalb perfekt, weil sie nichts Wesentlicheres zu tun hat?

Du bist jetzt gerade in der allerschwierigsten Phase des Mutterseins. Einerseits hat ein völlig neuer Lebensabschnitt, eine völlig neue Verantwortung für dich begonnen. Das Leben als Mutter unterscheidet sich völlig von Deinem bisherigen Leben als Kind, Studentin oder Ehefrau. Es ist plötzlich jemand da, der ganz auf Dich angewiesen ist. Das ist nicht immer leicht zu ertragen. Dazu kommt die Neuartigkeit Deiner Aufgabe, da Du den Umgang mit Babys nicht gewöhnt bist und ihrem Schreien hilflos gegenüber stehst. Deshalb ist für die meisten Mütter das erste Kind das schwierigste, bei dem sie auch noch die meisten Fehler machen – gerade weil sie ängstlich darauf bedacht sind, alles richtig und »nach Vorschrift« zu machen. Mir selbst ging es nicht anders. Jetzt beim dritten Kind war alles viel leichter, viel einfacher. Vielen Müttern, mit denen ich sprach, ging es ebenso. Man sollte halt zuerst das dritte Kind bekommen. Das erste Kind wird noch mit dem »Kopf« gestillt und aufgezogen, die weiteren immer mehr mit dem Herzen. Das wirkt sich auch auf das Stillen und die Freude daran aus.

Andererseits ist Dein Körper jetzt noch sehr ruhebedürftig. Wie ich Dir schon schrieb, ist die Schwangerschaft eine große körperliche Leistung, und der ganze Hormonhaushalt muß sich nach der Geburt wieder umstellen. Deshalb *ermüdest* Du so rasch – so geht es aber allen jungen Müttern. Das dauert vier bis sechs Wochen. Je mehr Du Dich jetzt am Anfang schonst, umso schneller erholst Du Dich wieder, und umso besser funktioniert das Stillen. Das ist ja auch etwas Neues, auf das der Körper sich einstellen, das er erst lernen muß. Aber wenn Du beim Stillen eine halbe Stunde ruhig sitzt oder liegst und dann vor Müdigkeit kaum aufkommst, ist es nicht allein das Stillen, das Dich so müde machte. Dann merkst Du eben erst, wie erschöpft Du überhaupt bist. Ich habe mich deshalb immer zum Stillen hingelegt und *die Stillzeit* ganz bewußt als eine Ruhepause für mich verwendet. In den ersten Tagen bin ich sogar mit dem Baby eingeschlafen.

Natürlich verbrauchst Du durch das Stillen mehr *Kalorien.* Daher mußt Du Wert darauf legen, gut und richtig zu essen und genügend zu trinken. Mit der Zeit paßt sich Dein Körper der neuen Belastung des Stillens und der Mehrarbeit an.

Vorerst solltest Du Dich aber wirklich nicht schämen, die *Hilfe* Deiner Mutter anzunehmen. Sag es ihr auch, wie dankbar Du ihr bist. Auch Wolfgang tut es gut, eine warme Mahlzeit vorzufinden, wenn er heimkommt, und nicht einen vernachlässigten Haushalt und eine total erschöpfte, nervöse Frau. In dieser Situation ist es gar nicht so schlecht, eine Schwiegermutter zu haben.

Es ist aber sehr wichtig, daß Du jeder Aufregung aus dem Weg gehst. Vermeide Meinungsverschiedenheiten, besonders über das Stillen und die Erziehung Deines Babys. Gute Ratschläge bekommen wir von allen Seiten. Ich habe sie mir immer ruhig angehört, mir das Gute davon angeeignet, und im übrigen das getan, was mir mein Verstand und die Mutterliebe als richtig erscheinen ließen. Für meine Fehler bin ich dann selbst verantwortlich, nicht jener, der mir den »guten Rat« gegeben hat. Und mein Kind ist schließlich kein Versuchsobjekt für verschiedene Erziehungsmethoden.

Zieh Dich beim Stillen mit dem Baby zurück. Ihr müßt ja beide erst die Zusammenarbeit lernen und sollt dabei nicht gestört werden. »Zweifellos hat das seelische Wohlbefinden sehr viel damit zu tun, wieviel Milch man dem Baby geben kann«, schreibt Dr. Benjamin Spock[27]. Eine Mutter, die aufgeregt und nervös ist, die es eilig hat, die Streit hatte oder von Sorgen geplagt ist, wird weniger Milch haben, und das Baby wird hungrig bleiben und schreien. Du erlebtest das mit Deiner Tante. Mir ging es ähnlich mit einer Verwandten: Sooft sie beim Stillen anwesend war oder auch nur erwartet wurde, schrie mein Baby, weil keine Milch aus der Brust kam. Und genau daran merkt das Baby, in welchem seelischen Zustand seine Umwelt und auch seine Mutter sich befinden: in Ruhe oder in Aufregung. *Der bereits erwähnte Let-Down-Reflex, der die Milch aus der Brust rinnen läßt, sobald das Baby saugt, funktioniert im seelisch angespannten Zustand nicht.*

Das ist die Hauptursache der *Stillunfähigkeit.* Auch eine Frau, die verkrampft ist, sich zum Stillen nur moralisch verpflichtet fühlt und es eigentlich gar nicht will, oder die zum Stillen keine natürliche Einstellung hat und sich deswegen gar schämt, wird letzlich für ihr Kind nicht genug Milch haben.

Eine Frau ist in den ersten Wochen nach der Entbindung ohnehin sehr labil und regt sich leicht auf. Das hängt mit der *hormonellen* Umstellung des Körpers zusammen. Ich merkte das nach dem ersten Kind sehr stark. Ich meinte, die Arbeit nicht zu schaffen, die Verantwortung nicht tragen zu können, war ungeduldig, sogar launisch und bei den geringsten Anlässen furchtbar aufgeregt und in Tränen aufgelöst. Dieses Tief dauerte drei Wochen, dann ging es aufwärts mit mir – nicht zuletzt durch die Geduld meines Mannes.

Dazu kommt noch, daß ein Baby eine feine Empfindsamkeit für das Geschehen in seiner Umwelt, noch ähnlich dem Instinkt eines Tieres, besitzt. Jede Unruhe oder Aufregung, jeden Streit, jede nervöse Spannung in der Beziehung der Menschen im Raum nimmt es wahr und wird dadurch sogar in seiner körperlichen Entwicklung gestört. »Was die Seele erlebt, teilt sie den Organen unmittelbar mit . . . Man denke nur an die Anfälligkeit und Organschwäche von Menschen, die eine ›schwere Jugend‹ hatten, die also durch Unbeherrschtheit, etwa Zornausbrüche oder Ängstigung in der Ausgestaltung ihrer Organe häufig seelischen Schockwirkungen ausgesetzt waren. Wie dankt ein Kind der Mutter ihre innere Heiterkeit und Gelassenheit und ihre ruhigen, nicht hastigen Bewegungen durch guten Schlaf und gutes Gedeihen!«[16]

Auch Deine *Geborgenheit* in Gott und Deinen inneren Frieden spürt Dein Kind, besonders solange es noch so klein ist und eine »dünne Haut« und noch kein »dickes Fell« hat.

Du siehst, wie wichtig es ist, daß Du Ruhe suchst und Dich besonders vor dem Stillen *entspannst*. Bist Du aufgeregt oder wütend, zieh Dich zurück und bitte Gott um seinen Frieden. Erst wenn Du ganz ruhig geworden bist, leg Dein Baby an die Brust.

Während es trinkt, kannst du den Rat Paulus' befolgen: »Laßt im Beten nicht nach. Dankt Gott in jeder Lebenslage« (1. Thess. 5,17 u. 18). Du hast sicher genug Grund, dankbar zu sein!

Trotz Müdigkeit wird dann alles leichter sein und Du wirst auch mehr Geduld für die Schwierigkeiten haben, die Dein Baby noch macht.

Deine Sandra scheint noch ein bißchen *trinkfaul* und bequem zu sein, weil die Milch aus dem Fläschchen im Krankenhaus leichter herausfloß. Aber laß Dich nicht von dem Baby entmutigen oder von Freunden überreden, das Stillen aufzugeben. Fang auf keinen Fall an, mit der Flasche nachzufüttern! Du mußt das tun, was Du selbst für richtig hältst. Du weißt, daß Du Deinem Kind mit dem Stillen die beste Grundlage für die spätere Entwicklung bietest. Laß es viel saugen, gib ihm öfter etwas und gib ihm immer beide Seiten! Langsam wird dann immer mehr Milch da sein: durch den Saugreiz wird die Tätigkeit jener Hormone beeinflußt, die für die Milchbildung verantwortlich sind.

Je öfter und je mehr das Baby saugt, umso mehr Milch wird erzeugt. Diesen Satz präge Dir ganz fest ein!

Nun wirst Du von selbst verstehen, warum die meisten Frauen, die mit ihrem Baby aus dem Krankenhaus heimkommen, zu wenig Milch haben: fünf Mahlzeiten und noch dazu jeweils nur an einer Brust sind viel zu wenig, um die *Brustdrüsen* zur Milchbildung anzuregen. So plagen sich viele Frauen mit ein paar Gramm Milch herum, womöglich noch mit Wiegen vor und nach dem Stillen und Nachfüttern der restlichen Menge mit dem Fläschchen. Nach ein paar Tagen oder Wochen, wenn die Milch endgültig versiegt ist, sind sie froh, daß die Quälerei des »Stillens« endlich vorbei ist.

Es sollte sich aber nun keine Mutter mit Selbstvorwürfen quälen, wenn sie das Stillen erfolglos versucht hat. Die meisten Frauen haben keinen unmittelbaren Einfluß auf ihre Lebensumstände, ihren Hormonhaushalt oder die Krankenhauspraxis. »Frauen, die im Krankenhaus entbinden, haben oft Schwierigkeiten mit dem Stillen«, schreibt Dr. B. Spock[27]. Wenn ihr nun das Stillen trotz guten Willens gar nicht gelingt, braucht sie deshalb keine Komplexe zu bekommen und denken, sie sei eine schlechte Mutter. (Das ist sie höchstens dann, wenn andere Gründe wie z.B. Bequemlichkeit oder Eitelkeit sie zum Abstillen bewegen.) Sie muß ihrem Baby auf andere Weise Liebe und Geborgenheit vermitteln, damit es sich gesund entwickelt.

Du schreibst, Du verstehst das Verhalten Deines Babys beim Trinken nicht. Ja, jeder Mensch ist schon als neugeborenes Baby ein Individualist. Durch Beobachtungen haben Ärzte herausgefunden, daß jedes Baby sich beim Trinken anders verhält und man bestimmte »Typen« erkennen kann. Eines trinkt begierig vom Anfang bis zum Ende der Mahlzeit; ein anderes ist so aufgeregt, daß es immer wieder die Brust verliert und weint; eines kann sich nicht dazu entschließen, mit dem Saugen zu beginnen; ein anderes genießt erst langsam die ersten Tropfen, ehe es mit der Mahlzeit beginnt; eines will zwischendurch ein paar Minuten ausruhen, ein anderes kann nicht genug bekommen und will nicht aufhören zu saugen, obwohl es eigentlich schon satt ist; eines schläft nach einigen Schlucken immer wieder ein und muß sanft geweckt werden, ein anderes spielt mit der Brustwarze herum, anstatt zu saugen. In den ersten Tagen braucht deshalb jede Mutter viel Geduld, um sich auf die Eigenheiten i h r e s Babys einzustellen. Es hat keinen Sinn, das Baby zur Eile antreiben zu wollen.

Ich rate Dir, Dein Baby erst an einer Seite ca. 15 Minuten trinken zu lassen. Dann halte es einige Zeit hoch, damit es aufstoßen und sich ausruhen kann. Es ist auch günstig, es jetzt zu wickeln oder zu baden

– es ist nicht mehr so hungrig und zappelig. Nachher reichst Du ihm die andere Brust, solange es mag. Nach meiner Erfahrung wird es nach weiteren 15–20 Minuten zufrieden sein und einschlafen. Einmal beginnst du mit der rechten, das nächste Mal mit der linken Brust.

Ich möchte Dir noch einmal in Erinnerung rufen, daß Du am Beginn der Mahlzeit niemals den Kopf des Babys mit der Hand zu Dir drehen sollst oder versuchst, durch Drücken der Wangen seinen Mund zu öffnen. Das kann das Baby sehr verwirren und sogar wütend machen. Nur leicht mit dem Finger oder der Brust seine Wange berühren – und schon dreht es sich her. Und am Ende der Mahlzeit nicht die Brustwarze aus seinem Mund ziehen, sondern erst einen Finger in den Mundwinkel schieben.

Zum *Aufstoßen* hältst Du das Baby hoch, im Arm oder auf der Schulter. Manche gestillte Babys müssen nicht aufstoßen – man legt sie auf die Seite oder auf den Bauch, damit die Luft herauskann. Oft spucken die Babys, ob gestillt oder nicht, immer wieder etwas Milch heraus. Das kommt daher, daß der Schließmuskel des Magens noch nicht kräftig genug ist, und es ist kein Grund zur Besorgnis. Kommen aber größere Mengen der Mahlzeit zurück, sollte der Arzt befragt werden.

In den ersten drei bis vier Wochen brauchen die Babys sehr viele Mahlzeiten, besonders am Nachmittag, denn da ist die Milch nicht so reichlich und nicht so fett.

Du darfst Dein Baby stillen, so oft es will. Mein Jüngster brauchte acht bis zehn Mahlzeiten, davon zwei in der Nacht. Manchmal schlief er vier Stunden, manchmal meldete er sich nach zwei Stunden wieder. Auch ich brauchte dieses häufige Stillen zur Milchbildung, denn im Krankenhaus hatte ich zu wenig Milch gehabt. Nach drei Wochen hatte das Baby seinen eigenen Stundenplan entwickelt und meine Milchmenge sich auf seinen Hunger eingestellt.

Ist in den ersten Tagen trotz *häufigen* Anlegens wirklich zu wenig Milch da, kann man dem Baby etwas Kamillentee geben, aber nicht mit der Flasche, sondern mit dem Löffel oder einer Pipette.

Besonders beim ersten Kind muß sich das erst einpendeln: an einem Tag ist zu viel Milch da, dann wieder zu wenig, einmal trinkt das Baby öfter, dann wieder seltener. Die »Lernzeit« dauert ca. 6 Wochen, dann erst beginnt die »schöne Zeit« – dann macht das Stillen nicht mehr Schwierigkeiten, sondern Freude. Dies Dir zum Trost, wenn es nicht gleich in der ersten Woche klappt.

Über das *Füttern in der Nacht* hört man die verschiedensten Meinungen. Es ist sicher richtig, daß man einem Flaschenkind keine zusätzliche Nahrung geben darf; darum heute dieses strenge Nein zur Nachtmahlzeit. Bei gestillten Babys zeigt die Erfahrung, daß sie in den ersten zwei Monaten unbedingt nachts ein bis zwei Mahlzeiten brauchen. Natürlich gibt es Ausnahmen: Babys, die von Anfang an durchschlafen. Aber die meisten Babys sollen auch nachts gestillt werden.

Dir wird die Nachtmahlzeit in den ersten Wochen auch gut tun. Die Pause ist nicht so lang, daher wird die Brust nicht unangenehm voll, und die Milchbildung wird angeregt.

Das *Stillen in der Nacht* ist sehr einfach. Wacht das Baby auf, nimmst Du es zu Dir ins Bett und stillst es. Es genießt Deine Wärme und Nähe. Ihr könnt dabei beide wieder einschlafen. Keine Angst, Du erdrückst Dein Baby nicht. Viele Frauen machen das so, und ich habe es mit allen meinen Kindern gemacht. Es ist wesentlich einfacher als aufzustehen, um Fläschchen zu wärmen oder Tee zu kochen, und auch Dein Mann kann ungestört schlafen. Wenn Du zwischendurch aufwachst, kannst Du das Baby wieder in seinen Korb zurücklegen. (Abb. 8)

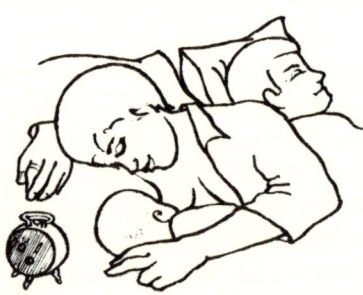

Abb. 8: Stillen in der Nacht

Auf eines solltest Du achten: daß Du den versäumten Nachtschlaf bei Tag nachholst.

Das *Ausrinnen der Milch* aus der Brust ist kein Zeichen, daß Du etwa zu viel Milch hast und die Brust nun »überfließt«. Beim Stillen rinnt oft die Milch aus der anderen Brust, an der gar nicht gesaugt wird. Aber auch zwischen den Stillzeiten, wenn das Baby schreit oder die Mutter auch nur an es denkt, kommt das vor. Dafür verantwortlich ist der erwähnte *Let-Down-Reflex*. In einigen Wochen vergeht das von selbst. Leg ein sauberes Tuch in den BH – sterile Einlagen oder große, heiß gebügelte Stofftaschentücher. Wenn Du sie verträgst, kannst Du auch *Plastikeinlagen* verwenden.

Auch das Spannen und *Völlegefühl* der Brust ist kein Zeichen von zu viel Milch. In den ersten Wochen arbeiten die Drüsen auf Hochtouren, das Gewebe ist stark durchblutet, so daß die Brust oft prall und voll ist. Das ist zwar unangenehm, vergeht aber nach einigen Wochen.

Vor dem Stillen – besonders am Morgen, drückt man etwas Milch ab, damit das Baby die Warze besser fassen kann.

Gerade jetzt im Winter mußt Du sehr vorsichtig sein, wenn Du in die Kälte hinausgehst. Laß nicht den Mantel offen, weil er vielleicht zu eng ist, sondern halte die Brust warm, damit Du keine Entzündung bekommst. Leg evtl. eine Windel ein. Beim Stillen halte dein Baby durch eine Decke und Dich durch eine Jacke über Bluse oder Nachthemd warm.

Zu Recht fragst Du nach einem praktischen Stillbüstenhalter. Kauf Dir einen, der beim Anziehen hinten zu schließen und beim Stillen nur durch eine Klappe vorne links oder rechts zu öffnen ist und ohne große Umstände wieder verschlossen werden kann. Natürlich sollte das Material zum Auskochen geeignet sein. Er soll die Brust gut stützen und anfangs auch nachts getragen werden. Ich persönlich habe, als die Brust wieder die ursprüngliche Größe hatte und ich nicht mehr so oft am Tag stillte, eigentlich lieber wieder einen normalen Büstenhalter getragen. Ich fühlte mich einfach darin wohler. Das Stillen war dadurch möglich, daß ich jeweils einen Träger des Büstenhalters etwas verlängerte.

Die Brustwarzen bereiten in den ersten Wochen fast jeder Frau Schmerzen, besonders wenn sie ihr erstes Kind stillt. In der Schwangerschaft hast Du sie schon abgehärtet, jetzt mußt Du sie weiter pflegen und sehr sauber halten. Verwende zur täglichen Reinigung nur sauberes Wasser, nie Seife oder Alkohol, denn dadurch trocknet die Haut aus und wird leichter wund. Achte unbedingt auf größte Sauberkeit! Behandle die Brustwarzen anfangs wie eine offene Wunde, denn durch die Öffnungen könnten Keime eindringen und eine Brustinfektion hervorrufen. Besonders gefährlich ist der Wochenfluß, da er sehr viele Krankheitserreger enthält. Du solltest daher jetzt kein Bad nehmen, sondern nur duschen. Besonders nach jedem Gang zur Toilette und nach dem Wickeln des Babys wasche Dir gründlich die Hände! Nach dem Stillen laß die Warze an der Luft trocknen und fette sie mit einer Spezialsalbe, die der Arzt verschreibt, ein, bevor Du den BH wieder schließt. Desinfektionsmittel sind aber nur im Krankenhaus nötig. Auch das Baby wird gegen die »Familienbakterien« bald immun.

Sind die Brustwarzen schon wund, ist das beim Stillen sehr schmerzhaft, allerdings läßt der Schmerz nach zwei Minuten nach. Bei guter Pflege sind die Brustwarzen nach wenigen Tagen wieder in Ordnung.

Zur Erleichterung kannst Du Folgendes tun:

1. Stille lieber kürzer – 5 Minuten jede Seite –, aber öfter. Das schont die Haut.

2. Damit die Milch besser rinnt, trink vor dem Stillen ein Glas Wasser, entspanne Dich, drück einige Tropfen Milch aus und leg das Baby zuerst an die weniger wunde Seite.

3. Größte Sauberkeit ist wichtig – Hände waschen, Brust waschen, Warze gut eincremen, BH täglich wechseln, die Plastikeinlagen daraus entfernen.

4. Am besten heilen die Brustwarzen an der Luft. Wenn die Brust nicht zu schwer ist, zieh zu Hause einen Tag lang unter der Bluse keinen BH an. Eine Mutter machte einmal den Vorschlag, zwei Teesiebe ohne Griffe in den BH einzulegen, damit die Luft an die Brustwarzen kann.[15] Eine andere Muter machte gute Erfahrungen mit kurzen Be-

strahlungen mit der Höhensonne – Vorsicht vor Sonnenbrand! – und mit Warmluft aus dem Haarfön.

5. Sind die Brustwarzen sehr wund, aufgesprungen und bluten sogar, ist es ratsam, ein oder zwei Tage mit dem Stillen auszusetzen – man kann die Milch ausdrücken oder abpumpen – und die Warzen an der Luft zuheilen lassen. Dem Baby gibt man in diesen Tagen zusätzlich einen Schnuller.

6. Hat das Baby eine Pilzinfektion im Mund (Soor erkennt man an den weißen Flecken im Mund und auf der Zunge), könnte auch die Brustwarze infiziert werden. Der Kinderarzt wird ein Mittel dagegen verschreiben.

Liebe Karin, sei nicht verzagt. Mit jedem Tag fühlst Du Dich kräftiger und in Deiner neuen Aufgabe sicherer. Gib acht auf Dich, damit Du nicht zu viel arbeitest und zu sehr ermüdest. Entspanne Dich, halte Aufregungen fern von Dir, iß und trink genug und schlafe auch einmal am Tag.

Ist Dein Baby unruhig, besonders in den ersten Tagen in seiner neuen Umgebung, nimm es in die Arme, damit es Deine Wärme und Nähe spürt und den Rhythmus deiner Atmung und Deines Herzschlages, wie im Mutterleib. Bist Du auch noch ungeschickt, so behandle es doch langsam, behutsam und liebevoll, damit es nicht erschrickt. Das Trinken an der Brust wird es immer beruhigen, »stillen«, still machen.

Nur nicht den Mut verlieren!

Ich grüße Euch mit einem Schlußwort von Paulus, das für Euch jetzt besonders wichtig ist: »Wir bitten den Herrn, von dem aller Friede kommt, daß er euch jederzeit und auf jede Weise seinen Frieden schenkt.« (2. Thess. 3,16).

An den Vater

Die Veränderung der Situation – Eifersucht – Gespräch – Aufgaben-
teilung – Hilfen

Martin an Wolfgang

15. Januar: Wir kennen einander zwar nur flüchtig, aber Eva hat
mich gebeten, ein paar Zeilen an Sie zu schreiben. Immerhin haben
wir jetzt etwas gemeinsam: wir sind »stillende« Väter.

Meinen Glückwunsch zu Ihrer neuen Rolle des Vaterseins und daß
Sie Ihr Töchterchen gemeinsam mit Ihrer Frau zur Welt gebracht haben. Ich habe es erst beim dritten Kind geschafft, bei der Geburt dabei
zu sein. Da haben Sie ja selbst erlebt, daß das Vaterwerden zwar
schön, aber auch nicht immer ganz einfach ist. Ich meine, es ist sogar
recht schwer, daß aus einem Ehemann ein richtiger Vater wird. Da
Sie sich meiner Erfahrung nach gerade in der schwierigsten Phase des
Vaterwerdens befinden, kann es Ihnen vielleicht eine Hilfe sein,
wenn ich Ihnen von meinen Erfahrungen berichte. Es ist ja möglich,
daß es Ihnen jetzt ähnlich geht wie mir damals.

Die ersten Wochen meiner Vaterschaft habe ich, ehrlich gestan-
den, in schlechter Erinnerung. Es kamen viele Glückwünsche zum
»freudigen Ereignis«. Aber ich meinte, die Leute hätten keine Ahnung davon, daß es nicht so sehr freudig, als vielmehr schwierig ist,
ein Baby zu haben. Auch sah ich der Elternschaft und meiner neuen
Rolle als Familienoberhaupt mit gemischten Gefühlen entgegen. Ich
fühlte eine neue Verantwortung, wußte aber nicht so recht, was eigentlich von mir erwartet wurde.

Natürlich freute ich mich über unser Baby – ich freute mich auch
darüber, daß Eva es stillen wollte, und war stolz auf sie, weil sie es
auch konnte. Ich wußte, daß das die natürlichste und beste Art war,
das Baby zu ernähren. Auch fand ich es sehr weiblich, ein Baby zu
stillen, und ich schaute gerne dabei zu.

Doch darf ich heute, da das vorbei ist, auch ruhig zugeben, daß ich damals ein wenig *eifersüchtig* auf das Baby war. Erst einmal war es mir nicht angenehm, auf die mir gewohnte Ordnung zu verzichten. In den ersten Wochen fand ich beim Heimkommen manchmal eine vernachlässigte Wohnung und eine ungepflegte, müde, reizbare Frau vor. Ich wußte damals noch nicht viel über die körperlichen Vorgänge nach einer Geburt. Deshalb konnte ich nicht verstehen, warum meine Frau ständig so erschöpft und seelisch labil war. Auch war mir nicht klar, wie ich ihr, außer durch viel Geduld, hätte helfen können. Ein paar Wochen später, als Eva sich erholt und ich mich auch schon an die neue Tageseinteilung gewöhnt hatte, war alles viel besser. Wir mußten es beide erst lernen, unsere Zeiteinteilung und die ganze Hausarbeit nach den Bedürfnissen des Babys zu richten. Umgekehrt geht es eben nicht.

Wenn ich dann beim Stillen zusah und diese innige Gemeinschaft zwischen Mutter und Kind erlebte, oder wenn ich Eva so eifrig und fachmännisch bei der Babypflege beobachtete, kam ich mir recht überflüssig und wie ein Außenseiter vor. Ich wußte noch nicht, was meine Aufgabe war. Vielleicht empfand ich sogar ein wenig Neid, da ich nun meine Frau, ihre Zeit, ihre Energie, ihre Aufmerksamkeit und sogar ihre Brust mit dem Baby teilen mußte. Ich hätte das damals niemals zugegeben, denn in meiner Verantwortung als Vater sah ich natürlich ein, daß das Baby das alles brauchte.

Dazu kam für uns beide, meine Frau und mich, die große nervliche Belastung, daß wir wegen der gestörten Nachtruhe zu wenig Schlaf fanden.

Am Anfang machte ich den großen Fehler, meine Konflikte mit mir herumzutragen. Ich erwartete von meiner Frau, daß sie wüßte, wie mir zumute war, ohne daß ich etwas darüber hätte sagen müssen. Meine Frau machte den gleichen Fehler. Als wir dann einmal offen miteinander über unsere Gefühle sprachen, erkannten wir auch, wie wir einander helfen konnten.

Ich verstand plötzlich, daß meine Frau sehr unsicher war und bei mir Sicherheit suchte. Es war mir neu, daß sie das Muttersein genauso lernen mußte, wie ich das Vatersein. Sie war ratlos, wenn das Baby schrie, sie war mutlos, wenn das Stillen nicht klappte, sie war voll Zweifel, jemals eine gute Mutter zu werden. Die Pausen zwischen dem Stillen waren zu kurz, um irgendeine Arbeit zu Ende zu bringen. Sie verzweifelte beim Anblick des unordentlichen Haushalts und der schmutzigen Windeln. Sie war ständig müde und sehnte sich danach, bei mir Schutz und Trost zu finden.

Da erkannte ich, daß ich nicht außerhalb stand, sondern innerhalb meiner kleinen Familie meine Aufgabe hatte. Ich war nicht mehr Beipferd, sondern hatte eine Funktion, konnte auch etwas für mein Kind tun, indem ich etwas für seine Mutter tat. Ich tröstete Eva, suchte ihr Sicherheit zu geben, machte ihr Mut, das Stillen nicht aufzugeben, half ihr im Haushalt und auch beim Wickeln und Baden des Babys; ich achtete darauf, daß sie sich nicht zuviel zumutete, sondern genug ausruhte. Ich liebte und »stillte« sie, damit sie das Baby besser lieben und stillen konnte.

Aufgrund dieser Erfahrung möchte ich mir erlauben, Ihnen ein paar Ratschläge »von Vater zu Vater« aufzuschreiben. Vielleicht können Sie den einen oder anderen in Ihrer Situation brauchen.

1. Das Stillen halte ich für sehr wichtig. Aber kaum eine Frau wird Erfolg damit und Freude daran haben, wenn ihr Mann dagegen ist. Sagen Sie ihr daher immer wieder, wie wichtig es Ihnen ist und daß Sie fest davon überzeugt sind, daß sie es schaffen wird.

2. Vermeiden Sie negative Äußerungen und Streit, denn Ärger erschwert das Stillen und wirkt sich auf das Baby aus.

3. Denken Sie daran, daß Ihre Frau noch nie so unter Zeitdruck stand wie jetzt in den ersten Wochen mit dem ersten Baby. Sie ist noch nicht an ihre neue Aufgabe gewöhnt und auch noch nicht so leistungsfähig. Je mehr sie ausruhen kann, umso schneller wird sie sich erholen. Sagen Sie ihr, daß es momentan wichtiger ist, sich zu entspannen und genug Milch für das Baby zu haben, als Fenster zu putzen.

4. Helfen Sie ihr im Haushalt. Das ist nicht unter der Würde eines Vaters. Und schämen Sie sich nicht, die Hilfe von Verwandten anzunehmen. Halten Sie aber unangenehme Verwandte, die Ärger bringen, und selbst die angenehmsten Gäste, fern, sobald ihrer zu viele werden; sonst ist Ihre Frau nicht entspannt genug zum Stillen.

5. Helfen Sie bei der Babypflege mit. Nehmen Sie das Baby auf, wenn es schreit, wiegen Sie es im Arm, wickeln Sie es (von gestillten Babys »duften« die Windeln angenehmer), spielen Sie mit ihm. Warten Sie damit nicht, bis es Sie zum erstenmal anlächelt. So bekommen Sie von Anfang an eine bessere Beziehung zu Ihrem Kind.

6. Denken Sie daran, daß auch Ihr Beruf Ihrem Kind dient: indem Sie für Mutter und Kind sorgen, machen Sie es Ihrer Frau möglich, sich ganz dem Kind zuzuwenden. Ihre Aufgabe als Vater ist vorerst mehr eine indirekte: indem Sie ihre Frau glücklich machen, schaffen Sie die Möglichkeit, glückliche Kinder zu haben.

Ich hoffe, daß meine Zeilen mit den sehr persönlichen Ausführungen nicht Ihre Ablehnung finden, sondern Ihnen in irgendeiner Weise eine Hilfe sind.

Das Baby ist sechs Wochen alt

Lernzeit vorbei – plötzliche Müdigkeit und zu wenig Milch – Verwöhnung – Figur

Karin

20. Februar: Danke, daß Du Dir so schnell und so viel Zeit genommen hast, um mich zu trösten und zu ermutigen.

Die letzten Wochen waren für uns sehr schwer, aber nun scheint die »Lernzeit« vorbei zu sein. Das Stillen funktioniert, und ich habe auch schon ein wenig die Freude daran entdeckt. Wolfgang war sehr lieb und geduldig mit mir und hat mich immer wieder an das Ausruhen erinnert. Jetzt fühle ich mich wieder kräftiger und eher meiner Arbeit gewachsen. Der sogenannte »Let-Down-Reflex« ist nicht mehr so empfindlich und anfällig gegen Müdigkeit oder Ärger. Eine seltsame Beobachtung habe ich gemacht: an der rechten Seite funktioniert dieser Reflex besser als an der linken. Links fließt die Milch schwerer, auch wenn die Brust voll ist. Daher drücke ich an dieser

Brust meist etwas Milch aus, bevor ich das Baby anlege, damit es sich nicht so lange umsonst plagen muß.

Gestern hatte ich plötzlich wieder Schwierigkeiten. Am Morgen fühlte ich mich wunderbar, und ich nahm mir viel vor, endlich wieder einmal die Wohnung zu putzen und am Nachmittag in die Stadt zu fahren. Doch zu Mittag war ich bereits todmüde und wieder ganz mutlos. Ich fühlte mich durch das Baby belastet und so gebunden, daß mir keine Zeit mehr für etwas anderes zu bleiben schien. Ich meinte, nie mehr ungehindert weggehen zu können, und sah mich schon ein Leben lang mit einem Baby an der Brust. Es macht mich auch etwas unzufrieden, daß mir in meinem ausgefüllten Tag keine Stunde für die Stille bleibt. Ich beneide Wolfgang um die Möglichkeit, sich einfach zurückzuziehen.

Dazu kam gestern noch, daß das Baby gegen Abend schrie und sich nicht beruhigen wollte. Ich meinte, zu wenig Milch zu haben, weil sich auch meine Brust so leer anfühlte. Ich war unsicher, ja verzweifelt. Wolfgang bewahrte mich davor, in der Panik eine Flasche zu wärmen.

Woran erkenne ich, ob ich genug Milch habe? Ich möchte das Stillen eigentlich jetzt nicht aufgeben. Was soll ich tun, wenn ich zu wenig Milch habe?

Auch kommt mir meine Milch jetzt so dünn vor. Kann es nicht sein, daß das Baby dabei hungrig bleibt und deshalb in letzter Zeit so viel schreit? Es wiegt schon 4 800 g – ich stelle mir vor, daß die Nahrung jetzt kräftiger sein müßte.

Sandra braucht jetzt nur noch fünf bis sieben Mahlzeiten, davon eine in der Nacht. Sie hat schon einen festen Stundenplan entwickelt. Ich wecke sie eigentlich nie zur Mahlzeit auf.

Der Kinderarzt meinte, ich solle nicht bei jeder Mahlzeit beide Seiten geben und auch nachts nicht mehr füttern. Ist es möglich, das Kind mit Muttermilch zu überfüttern? Oder soll ich ihm abends Brei geben, damit es nachts nicht mehr aufwacht?

Soll ich nun mit dem Zufüttern von Karottensaft beginnen?

Wie lange soll das Baby bei jeder Mahlzeit saugen? Soll ich ihm zusätzlich einen Schnuller geben?

Wie soll der Stuhl des Babys aussehen?

Wieder einmal gab es eine Auseinandersetzung mit meiner Mutter wegen des *Verwöhnens*. Wir überlassen das Baby nie sich selbst, wenn es schreit, sondern nehmen es in die Arme und beruhigen es – meine Mutter wirft uns vor, wir verwöhnten es und würden uns einen kleinen Tyrannen erziehen. Wie hast Du das gemacht? Und welche Gründe kann das Schreien eines Babys außer Hunger noch haben?

Ich habe noch eine Frage bezüglich meiner *Linie*. Mein Appetit ist groß, mein Durst auch. Was aber heißt »Gut essen und genug trinken?« Und wie soll meine Ernährung aussehen, wenn ich ein paar Kilogramm zu viel habe?

Hoffentlich wirst Du nicht ungeduldig angesichts so vieler Fragen. Ich bin so dankbar für Deine Erklärungen und Ratschläge und dafür, daß Du Dir die Zeit für so ausführliche Briefe nimmst.

Eva

24. Februar: Nein, keine Angst, ich werde nicht ungeduldig. Ich weiß, daß immer wieder Fragen auftauchen, mit denen eine stillende Mutter nicht allein bleiben sollte. Gerade höre ich ein Lied: »Einer trage des anderen Last« (Gal. 6,2). Das trifft doch jetzt für uns beide zu, nicht wahr?

Mit großer Freude lese ich, daß Du das Stillen bereits als etwas Positives erlebst und es nicht aufgeben willst. Du hast die schwierigste Zeit hinter Dir. Deshalb ist auch Deine Angst vor den kommenden Monaten sehr verständlich. Aber jetzt beginnt das Schöne und die Freude am Stillen. Die meisten Frauen, die mit dem Stillen über die Schwierigkeiten der ersten Wochen nicht hinauskommen, erleben das nicht mehr. Leider sind auch viele Frauenärzte der Ansicht, eine Frau solle nach acht Wochen »abgestillt« werden.

Es ist für jede Mutter schwer, eine stille Stunde zu finden oder ihren Tag mit einer Stille vor Gott zu beginnen. Das soll Dich aber jetzt nicht belasten. Später wird es Dir schon gelingen, einen festen Zeitpunkt einzuplanen. Du wirst nicht mehr unzufrieden sein, wenn Du erkannt hast, daß jetzt das Stillen Deine Aufgabe ist, Dein Dienst am Mitmenschen, der Dir für die nächsten Monate aufgetragen ist. Gott sorgt für das Wachsen und Gedeihen Deines Kindes. Du mußt es nur zulassen, daß er durch Dich handelt.

Ist denn nicht gerade die Stillzeit der beste Zeitpunkt, vor unserem Herrn still zu werden und zu ihm zu beten?

Um mit Deinem Mann enger verbunden zu sein, bitte ihn, Dich teilnehmen zu lassen an seinen Freuden und Sorgen, an seinem Beruf und seinem geistlichen Leben. Ganz wichtig ist es, daß Ihr täglich Ordnung macht zwischen Euch, um jeden Tag neu zu beginnen.

Du hast einfach zu viel gearbeitet an jenem Tag, als Du dann zu wenig Milch hattest und wieder mutlos wurdest. Zwar fühlst Du Dich schon kräftig und unternehmungslustig, aber Du bist noch lange nicht so leistungsfähig wie vor der Schwangerschaft. Das Baby schrie wahrscheinlich, weil es Deine Nervosität spürte und auch, weil es hungrig blieb.

Im Alter von sechs Wochen haben Babys plötzlich mehr Appetit, *weil sie stark wachsen.* Es ist daher sicher nicht richtig, Deinem Baby gerade jetzt weniger Mahlzeiten zu geben und auch die Nachtmahlzeit zu streichen. Es braucht gerade jetzt mehr Milch, und nicht weniger. Besonders am späten Nachmittag, wenn die Milch weniger und fettarmer ist und Du selbst schon müde bist, solltest Du Dein Baby öfter anlegen – wenn nötig, sogar jede Stunde für ein paar Minuten. Das beruhigt das Baby und regt die Milchbildung an. Ein Fläschchen würde zu lange sättigen, die Brust würde nicht angeregt und die Milch immer weniger werden.

Wenn Du nun wirklich zu wenig Milch hast, befolge den Leitsatz: **Mehr ruhen, mehr trinken, öfter stillen.**

Dazu einige Ratschläge:

1. Das Angebot richtet sich nach der Nachfrage – je mehr das Baby saugt, umso mehr Milch wird erzeugt. Das schrieb ich Dir bereits am 14. Januar als wichtigste (und einzige) Stillregel. Laß das Baby trinken, sooft es hungrig ist, und immer von beiden Seiten! Ich habe einmal mein Baby zwei Tage lang alle ein bis zwei Stunden angelegt, dann war wieder genug Milch da.

2. Vor dem Stillen entspanne Dich einige Minuten, trink ein großes Glas Wasser oder iß etwas Kräftiges.

3. Während des Stillens entspannen – mach es Dir bequem, hör
schöne Musik, lies ein gutes Buch oder genieße einfach die Ruhe

4. Arbeite weniger, ruh Dich öfter aus, schlaf mehr. Vermeide
Aufregungen, Hast und zu viele Gäste.

Wenn Deine Brust sich nicht mehr so voll anfühlt, ist das noch kein
Zeichen von weniger Milch. Die Brust ist anfangs durch die starke
Durchblutung wesentlich größer und voller als später, wenn das Baby
fast einen Liter Milch am Tag trinkt.

Ob Du genug Milch hast, kannst Du am Gedeihen des Babys erkennen. Manche Mütter wollen ganz genau wissen, wieviel Gramm
ihr Baby trinkt: sie pumpen die Milch ab und messen die Menge.
Damit bleibt dem Stillen nur jener Wert, den die Muttermilch als
Nahrung für den Körper hat. Der weitaus größere, den das Stillen
durch den Hautkontakt für die seelische Entwicklung hat, geht verlo-
ren. Andere Mütter legen das Baby vor und nach der Mahlzeit auf die
Waage. Ich habe Letzteres mit meinem ersten Baby, als ich noch
überängstlich war, auch eine Woche gemacht. Aber es war sowohl für
mich als auch für das hungrige, ungeduldige Baby eine unnütze Quälerei, denn die Trinkmenge war bei jeder Mahlzeit anders. Dein Baby
bekommt genug, wenn es nach dem Stillen zufrieden ist, ruhig
schläft, eine rosige Haut hat, sechs bis acht Windeln am Tag naß
macht und ca. 500 Gramm pro Monat zunimmt. Flaschenkinder
nehmen schneller zu, aber inzwischen weiß es ja alle Welt, daß fette
Babys nicht immer gesunde Babys sind! Beruhigt jedoch das Wiegen,
von allem bei schwachen Saugern, dann soll's die Mutter ruhig tun.

Dein Baby hat wirklich genug zugenommen! Du brauchst auch
keine Sorge wegen der »dünnen« Milch zu haben. Muttermilch ist
dünner als Kuhmilch, auch dünner als künstliche Säuglingsnahrung.
Sie ist immer in ihrer Zusammensetzung genau abgestimmt auf das
jeweilige Alter des Babys. Am Anfang der Mahlzeit ist die Milch auch
dünner als jene, die zuletzt herausgesaugt wird. Das ist auch richtig
so, denn das Baby hat großen Durst. Darum darf es von der Muttermilch auch trinken, soviel es will. Bei gestillten Babys gibt es unter

normalen Umständen eigentlich keine Überernährung, auch wenn manche schneller zunehmen und manche langsamer.

Ich finde, es ist noch viel zu früh, um abends Brei zu füttern. Auch mit dem Karottensaft kannst Du noch warten. Für Flaschenkinder sind die zusätzlichen Vitamine schon notwendig, die Muttermilch enthält jedoch alle Stoffe, die das Baby im ersten halben Jahr braucht.

Der *Stuhl* Deines gestillten Babys muß Dir keinen Anlaß zur Besorgnis geben. Seine Farbe kann gelb, grün oder braun sein, sein Aussehen breiig, flockig, cremig oder flüssig – das hängt davon ab, was Du ißt. Ob in jeder Windel ein kleiner Fleck ist oder einmal am Tag oder nur zweimal in der Woche eine größere Menge – das ist bei jedem Baby anders. Bei einem vollgestillten Baby ist das alles normal. *Verstopfung* kommt kaum vor, und Durchfall hat es nur, wenn die Mutter *Abführmittel* nimmt oder das Baby eine Darminfektion hat. In diesem Fall ist Muttermilch die schonendste Diät.

Gegen einen *Schnuller* ist prinzipiell nichts einzuwenden. Nur ist er für das gestillte Baby meist nicht notwendig, da es sein großes Saugbedürfnis durch das Saugen an der Brust befriedigen kann. Es muß aber fünf bis sechsmal am Tag je eine halbe Stunde saugen dürfen! Saugt es weniger oder bekommt es Fläschchen, ist der Schnuller eine Hilfe. Inwieweit aber für die seelische Entwicklung der Gummi ein Ersatz für die Mutterbrust sein kann, lasse ich dahingestellt. Ich würde Dir nur zu einem Schnuller raten, wenn dein Baby ein sehr starkes Saugbedürfnis hat, wenn Deine Brustwarzen wund sind oder wenn Du unterwegs bist.

Ich finde es ganz richtig, wenn man sich beim Stillen nach dem Baby richtet und nicht nach der Uhr. Jedes Baby hat seinen eigenen Rhythmus und sollte nicht zur Mahlzeit geweckt werden. Die strengen Vorschriften bezüglich Uhrzeit und Trinkmenge sind bei der künstlichen Ernährung wohl gerechtfertigt, beim Stillen aber wirklich nicht notwendig. Ich habe meine Kinder nur in sehr seltenen Fällen geweckt: wenn ich dringend wegmußte und vorher noch stillen wollte. Es gibt natürlich wenige Ausnahmen, wo das Aufwecken zum Stillen in den ersten Wochen schon ratsam ist: bei Babys, die am Tag schlafen und nachts alle zwei Stunden trinken wollen, und bei schläfrigen Babys, die zu wenig und zu selten trinken und zu schwach saugen, und daher nicht zunehmen.

Laß dich mit keiner Großmutter oder Tante in eine Auseinandersetzung zum Thema »*Verwöhnen*« ein. Du handelst dann vielleicht nach ihrer Ansicht, hast aber als Mutter ein schlechtes Gewissen dabei: Auch das Lesen zu vieler verschiedenartiger Erziehungsbücher ist nur dann von Vorteil, wenn man dabei nicht verlernt, dem natürlichen *Mutterinstinkt* zu folgen.

Mir ging es damals mit meinem ersten Baby nicht viel anders als Dir. Ich wollte auch eine perfekte Mutter sein. Immer wieder fragte ich mich, ob ich alles richtig mache und nichts versäume, und ob ich dieser großen *Verantwortung* überhaupt gewachsen sei. Manchmal fühlte ich mich so ohne alle Erfahrung und hilflos. Es klang für mich recht vernünftig und logisch, daß man ein Baby von Anfang an nicht verwöhnen dürfe, daß es schreien müsse zur Kräftigung der Lunge, daß alles seine Ordnung brauche, daß man sich nicht tyrannisieren lassen solle von so einem kleinen Wesen – Du kennst das ja. Ich wagte nicht, öfter zu stillen als alle drei Stunden, weil der Kinderarzt das riet. Nachmittags war das Baby oft unruhig und weinte – das war laut Kinderarzt eben seine »Schreizeit«. Gern hätte ich mich mit ihm befaßt, wollte es aber nicht »verwöhnen«. Ich meinte, es richtig zu machen und hatte doch ein schlechtes Gefühl dabei. Ich war im Zwiespalt zwischen dem Drang zur Fürsorge und der Folgsamkeit gegen die Leute vom Fach.

Beim zweiten Baby hatte ich ganz andere Vorsätze. Ich wollte mich ganz nach den Bedürfnissen meines Kindes richten. Jedes Kind hat andere Bedürfnisse, und wer kann sie besser spüren als die Mutter? Und was braucht so ein kleines, hilfloses Wesen denn mehr als die Nähe und die Milch der Mutter? Der bekannte Arzt Dr. G. Dick-Read schreibt: »Das Neugeborene hat nur drei Bedürfnisse: Nestwärme in den Armen der Mutter, Nahrung von ihrer Brust, Geborgenheit durch ihre Gegenwart. Stillen erfüllt alle drei« (zitiert in [15]). Ich nahm das Baby auf, wenn es weinte, stillte es, wann es wollte – manchmal auch schon nach 1 1/2 Stunden. Mit dem Ergebnis meiner »Verwöhnung« war ich sehr zufrieden. Das Baby schrie fast nie, nahm besser zu, die Milchmenge war normal, das Kind wurde selbstsicherer, optimistischer und früher selbständig. Für mich bedeutete der Umgang mit dem Baby Freude und Genuß.

Es ist ja erwiesen, daß die Bindung an die Mutter im ersten Lebensjahr besonders wichtig ist. Gerade in dieser Zeit, in der alles Positive und Negative noch unbewußt erlebt wird, sich aber prägend für die spätere Lebenshaltung auswirkt, ist es wichtig, daß das Kind die Grunderfahrung der Geborgenheit macht. Wer in seiner frühesten Kindheit zu wenig Geborgenheit und Liebe erfahren hat, wird sich später in jeder Gemeinschaft ungeborgen und ungeliebt fühlen und nur begrenzt zu echter Liebe fähig sein. Wer als Säugling die bedingungslose Liebe der Mutter, die beim Stillen so einfach geschenkt werden kann, erfahren hat, dem wird es später leichter fallen, sich von Gott bedingungslos geliebt zu wissen. Nur wenn ein Kind mit dieser engen Mutter-Kind-Beziehung zufrieden war, kann es im dritten Lebensjahr (Trotzalter) die notwendige Loslösung vollziehen und selbständig werden. Blieb das Kind aber im ersten Lebensjahr in seinem großen Liebesbedürfnis unbefriedigt, weil es abgeschoben oder sich selbst überlassen wurde, wird es jahrelang versuchen, sich durch allerhand Tricks und Unselbständigkeiten anzuklammern, um die versäumte Liebe nachzuholen.

Verstehst Du nun, warum man ein Baby gar nicht (genug) »verwöhnen« kann? Es sind uns Müttern durch Haushalt und Familie die Grenzen ohnehin gesetzt. »Laß Dein Baby ein Baby sein, solange es wirklich ein Baby ist, dann brauchst Du es später nicht mehr wie ein Baby zu behandeln.«[15]

Ein Baby muß schreien. Aber nicht als Training für die Lunge, sondern weil das seine einzige Möglichkeit ist, uns mitzuteilen, daß es sich unbehaglich fühlt. Das Schreien des Babys hat immer eine Ursache. Läßt man es schreien, hört es wohl nach einiger Zeit von selbst auf, aber nicht mit dem Gefühl der Geborgenheit, sondern mit dem der Verzagtheit, Hilflosigkeit, Verlassenheit. Es hat resigniert. Eine Mutter sollte versuchen, die Ursache des Schreiens herauszufinden. Das wird mit der Zeit immer besser gelingen. Zu Deiner Erleichterung hier einige Möglichkeiten:

1. Hunger oder Durst – mit 6 Wochen und 3 Monaten hat ein Baby plötzlich mehr Appetit. Manche Babys brauchen auch zusätzliche Flüssigkeit. Besonders an heißen Tagen ist es wichtig, daß das Baby genug trinkt. Entweder Du stillst öfter (dann mußt Du selbst mehr trinken) oder Du gibst ihm dünnen, wenig gesüßten Tee (Kamillentee, Fencheltee).

2. Es ist ihm zu heiß oder zu kalt.

3. Bauchschmerzen – nimm es hoch, dadurch kann es aufstoßen und Blähungen leichter herauslassen.

4. Nasse oder volle Windeln, eine Falte in seiner Kleidung. Jetzt erlebt das Baby diese Unannehmlichkeiten schon bewußter.

5. Nervosität der Mutter überträgt sich schnell auf das Baby. Du beruhigst Dich selbst und das Baby, indem Du es sanft in die Arme nimmst und stillst. Eine ruhige Mutter kann ein nervös veranlagtes Baby beruhigen und durch Stillen still machen.

6. Einsamkeit, Angst. Wenn es sich in dieser großen, fremden Welt allein fühlt, sehnt es sich nach Deiner Nähe. In der »Schreizeit« am Nachmittag wollte mein erstes Baby vielleicht nur ein bißchen im Arm gehalten werden. Sicher ist es auch so, daß ein Geburtsschock die Babys manchmal ängstlich und verkrampft aufwachen läßt – je schwieriger die Geburt war, umso eher. Ältere Babys haben oft Angst vor dem Alleinsein beim Einschlafen. Diese Überlegungen sind aber wieder nur ein Hinweis darauf, daß ein Baby Geborgenheit und Liebe braucht, die ihm durch Stillen am besten geschenkt werden können.

7. Vielleicht hast Du zuviel Kaffee getrunken und das Baby will deshalb gar nicht einschlafen.

8. Schmerzen, Krankheit – sie bleiben keinem Menschen erspart, es kommt nur darauf an, wie sie überwunden werden. Dabei ist es für jeden wichtig, daß er sich getröstet fühlt. Ganz besonders gilt das für ein kleines Baby, das mit seinem Schmerz noch nicht allein fertig wird.

Dein Baby schreit vielleicht jetzt deshalb mehr, weil es das Unbehagen schon bewußter erlebt. Wenn Du aber nicht gleich den Grund des Schreiens erkennen kannst, gerate nicht in Panik. Versuche alles, was Dir möglich ist, aber bleib dabei ruhig.

Es ist für Dich sehr wichtig, während der ganzen Stillzeit auf Deine eigene richtige Ernährung zu achten. Eine abwechslungsreiche Kost trägt zur guten Qualität der Milch und zum Wohlbefinden der Mutter bei. »Der Gehalt der Muttermilch an den notwendigen Nähr- und Aufbaustoffen ist von der Art der Ernährung der Mutter abhängig« (Dr. A. Schalle)[25]. Du hast Dich über gesunde Ernährung ja schon während der Schwangerschaft informiert und weißt, was wichtig ist:

viel Eiweiß (Milch, Käse, Quark, Eier, Fleisch, Hülsenfrüchte)

gesundes Fett

Vitamine (frisches Obst und Gemüse)

Mineralstoffe (Milch, Vollkornmehl, Vollreis und anderes Vollgetreide, dunkles Brot, Gemüse)

Für Deine Milchmenge ist entscheidend, daß Du genug *trinkst*, mindestens einen Liter *über* den Durst! Ich hatte viel Durst und trank bis zu drei Liter am Tag. Wenn Dir das Trinken schwer fällt und Du es in der Eile leicht vergißt, stellst Du Dir einfach zu jeder Stillzeit ein großes, volles Glas daneben – oft kommt der Durst, wenn das Baby anfängt zu saugen. Besonders viel trinken solltest Du, wenn Du verstopft bist, wenn Dein Urin dunkel und konzentriert ist oder wenn Du zu wenig Milch hast. Am besten sind Wasser, stark verdünnter Fruchtsaft, dünner Kräutertee, Malzkaffee oder Buttermilch. Es gibt auch einen Milchbildungstee, dessen Wirkung ich aber nicht selbst geprüft habe und von dem nur drei Tassen täglich getrunken werden dürfen, da sonst das Baby Durchfall bekommt[16]. Vollmilch ist kein Getränk, sondern ein Nahrungsmittel. Ab und zu ein Gläschen *Wein* oder *Bier*, etwas Bohnen*kaffee* oder schwarzer Tee sind nicht verboten, aber sie können sich auf das Baby auswirken.

Deinem Kind zuliebe verzichte auf Rauchen und auf zu viel Alkohol und sei mit *Medikamenten* vorsichtig!

Solltest Du Dich häufig müde fühlen, könnte Vitamin B-Mangel die Ursache sein, da das Kind davon viel braucht. Vitamin B ist u.a. in Hefepräparaten (aus dem Reformhaus), Vollgetreide, Weizenkeime, Eidotter enthalten.

Wenn Du mit dem Gewicht Schwierigkeiten hast, mußt Du daran denken, daß man nicht durch das Stillen dick wird, sondern durch zu kalorienreiches Essen. Du brauchst jetzt ca. 800 Kalorien (3 200 Joule) mehr. Iß also etwas mehr als normal, aber nicht zügellos für zwei. Willst Du das Abendessen streichen, vergiß jedoch das Trinken nicht. Meide vor allem weißes Mehl (Weißbrot, Semmeln), zu viel Fett und Zucker (Kuchen, Süßigkeiten, Desserts, gesüßte Getränke), da sie wenig Nährstoff und zu viele Kalorien enthalten. Achte besonders auf gute Verdauung. Das gilt nicht nur für Dich, sondern für die ganze Familie.

Weiterhin viel Freude!

Der Vater hat Fragen

Können wir gemeinsam ausgehen? – Meine Frau hat kein Verlangen nach ehelicher Gemeinschaft – Empfängnisregelung

Wolfgang an Martin (und Eva)

27. Februar: Ich danke Ihnen für die guten Ratschläge, die mir wirklich zum Teil eine völlig neue Sicht meiner Situation brachten. Wenn Karin so mit dem Baby beschäftigt und dann zu müde zu einem vernünftigen Gespräch war, kamen mir wirklich Zweifel, ob sie jemals wieder Zeit und Interesse für mich haben werde. Plötzlich aber wurde mir klar, daß ich jetzt nicht das gleiche Recht auf meine Frau habe wie das Baby auf seine Mutter, sondern daß meine Frau meine Hilfe und Unterstützung brauchte. Es freut mich, daß ich immer mehr entdekke, wobei ich ihr helfen kann. Ihr Brief hat uns vor einer echten Ehekrise bewahrt.

Darf ich aber nun ein paar Fragen anschließen, die wir beide haben, besonders aber ich als Ehemann?

Ich habe inzwischen teils mit Freuden, teils mit Wehmut erkennen müssen, daß unser Leben nun ganz anders geworden ist. Ich habe unser Baby lieb und bin ein stolzer Vater; wir müssen aber jetzt doch auf vieles verzichten. Es fällt mir schwer, das gebe ich zu, aber ich sehe es ein. Aber ich wünschte mir sehr, einmal mit meiner Frau allein zu sein. Ist es denn nicht möglich, daß wir abends einmal ausgehen? Oder Freunde besuchen, ohne das Baby mitzunehmen? Dies scheint mir wesentlich einfacher, wenn es ein Fläschchen bekommt: da bittet man einmal die Großmutter, das Kind zu füttern. Aber durch das Stillen muß die Mutter naturgemäß immer beim Baby bleiben. Ich sehe das Stillen in diesem Punkt eher als Störfaktor für die Ehe an. Muß meine Frau jetzt immer nur für das Baby da sein?

Unser Baby ist nun beinahe acht Wochen alt. Sie werden verstehen, daß ich mich sehr nach ehelicher Gemeinschaft mit meiner Frau sehne. Sechs Wochen vor und nach der Geburt sollen wir enthaltsam sein, sagte der Arzt. (Den Grund weiß ich eigentlich nicht genau – hängt das auch mit dem Stillen zusammen?) Diese lange Zeitspanne ist nun vorbei, aber meine Frau zeigt kein rechtes Verlangen nach einem körperlichen Zusammensein mit mir. Ich bin enttäuscht, denn ich liebe sie doch und mußte das so lange entbehren. Sie aber ist immer so furchtbar müde.

Daran schließe ich gleich die Frage nach der Empfängnisverhütung während der Stillzeit an. Wir haben gehört, daß Stillen eine Schwangerschaft verhütet. Inwieweit kann man sich darauf verlassen? Wir legen Wert auf eine natürliche Empfängnisregelung. Die Pille wagen wir nicht zu verwenden, da noch ungeklärt ist, wie sie sich auf das gestillte Baby auswirkt.

Da Sie mir so persönlich geschrieben haben, werden Sie es sicher nicht mißverstehen, wenn ich so persönliche Fragen stelle.

An das Ehepaar

Eva und Martin an Karin und Wolfgang

1. März: Da wir meinen, daß die Fragen von Wolfgang nicht nur ihn, sondern beide Ehepartner betreffen, schreiben wir diesmal beide gemeinsam an Euch beide.

Wolfgangs Wunsch, endlich wieder einmal mit seiner Frau allein zu sein und mit ihr ein Gespräch zu führen oder auszugehen, ist sehr verständlich. Er sieht seine Ehe durch das Baby und noch mehr durch das Stillen vernachlässigt. Er hat recht mit seiner Empfindung, daß die Ehe in jeder Situation, also auch während der Stillzeit, wichtig bleiben muß. Auch später sollen die Kinder nie an die erste Stelle rükken, sondern immer wieder erfahren: Vater und Mutter gehören zusammen.

Natürlich lebt man mit Kindern anders als ohne. Das muß man lernen – und Lernen ist oft ein schmerzhafter Prozeß. Man muß lernen, sich selbst zurückzustellen. Man muß lernen, zu geben. Durch die Kinder bekommt man aber auch viel geschenkt, erlebt Freude und Bereicherung. Das habt Ihr ja – trotz der schwierigen Zeit mit Eurer kleinen Sandra – auch schon erlebt.

Wolfgang schreibt: »Durch das Stillen muß die Mutter immer beim Baby bleiben.« Ja, das ist richtig. Da gehört eine Mutter auch hin: zum Baby. Das Baby braucht die Liebe und Nähe der Mutter. Ein Mann kann das nicht so empfinden. Aber einer Frau wird es selbstverständlich und natürlich erscheinen und sehr wichtig sein, ihr Baby zu umsorgen. Wenn sie es stillt, nur um so mehr, da das Stillen das mütterliche Empfinden vertieft. Das ist gut so, denn ein Baby ist der Mutter völlig ausgeliefert.

Dennoch ist es verständlich, wenn junge Ehepaare einmal ausgehen wollen. Das ist auch trotz Stillen durchaus möglich. Allerdings sollte man warten, bis die Milchmenge ausreichend ist, das Stillen keine Schwierigkeiten mehr macht und die Mutter nicht mehr so leicht ermüdet. Das wird etwa nach acht Wochen der Fall sein.

Wenn Ihr also weggehen und der Großmutter Baby und Flasche überlassen wollt, gibt es für Karin zwei Möglichkeiten: entweder sie füllt in die Flasche Muttermilch (dazu im Laufe des Tages nach jeder Mahlzeit etwas Milch ausdrücken oder abpumpen und kühl stellen) oder künstliche Nahrung (sie müßte aber vorher ausprobieren, ob das Baby das trinkt).

Das Ausgehen ist zwar wichtig, aber nicht das Einzige, das eine Ehe wieder schön macht. Wir haben den Eindruck, daß Du, Karin, Deinem Mann zeigen müßtest, daß er nun nicht auf den zweiten Platz in Deinem Leben gerückt ist und daß Deine Liebe zu ihm nicht geringer wurde. Über all den Pflichten einer jungen Mutter darfst Du nicht vergessen, daß Du auch eine Ehefrau bist.

Wir hatten natürlich auch solche Probleme. Eine Lösung fanden wir, indem wir uns vor dem Abendessen ruhig zusammensetzten und plauderten. Wie ein Geschenk empfanden wir dann die gemeinsame Stille vor Gott und das Miteinanderbeten. Dabei wurde das Baby gestillt. Dadurch verlief auch unsere einzige gemeinsame Mahlzeit ruhig und ohne Unterbrechungen. Ab und zu planten wir auch einen Abend für uns allein, an dem wir für niemanden zu sprechen waren. Wir brauchten diese Zeit füreinander. Wir gingen damals nur sehr selten miteinander aus, aber das entbehrten wir auch nicht.

Von der ehelichen Gemeinschaft wird vom Arzt für die ersten vier bis sechs Wochen nach der Geburt aus folgenden medizinischen Gründen abgeraten: die Gebärmutter muß sich zurückbilden, der Dammschnitt muß heilen, der Wochenfluß muß aufhören, die Mikroorganismen der Vagina müssen sich wieder neu bilden, da sonst die Gefahr einer Infektion besteht. Das hat nur mit der Vaginalregion und nichts mit dem Stillen zu tun und trifft für jede junge Mutter zu. Auch ist jede Frau in den ersten Wochen nach der Geburt sehr müde, und die Geschlechtsorgane sind noch sehr empfindlich, so daß die ersten Vereinigungen oft unangenehm sind. Deshalb haben die Frauen erst einmal wenig Verlangen danach.

Es hat sich gezeigt, daß die meisten stillenden Frauen früher als die nicht stillenden das Verlangen haben, sich wieder ihrem Mann hinzugeben. Vielleicht bewirken die *Still*hormone eine größere Erregungsfähigkeit, vielleicht fühlen sie sich weiblicher und mit ihrem Körper vertrauter, vielleicht aber ist dies eine Art, ihrem Mann Liebe und Dankbarkeit zu erweisen. Viele Frauen sind während der Stillzeit wesentlich interessierter an ehelichen Beziehungen als vorher, und so manche erlebt sogar zum ersten Mal einen Orgasmus (wobei auch etwas Milch aus der Brust fließen kann).

Bei uns war es umgekehrt: Eva schien zu jenem Teil stillender Frauen zu gehören, die zwar zur Vereinigung bereit, selbst aber nicht besonders daran interessiert sind. Das Stillen schien ihr einen Ersatz dafür zu geben. Sie meinte, die körperliche Nähe einer geliebten Person und das Gefühl, gebraucht zu werden und liebend etwas geben zu dürfen, fülle sie eine Zeitlang aus. Nun, wir haben darüber geredet, wir haben versucht, einander zu verstehen und einer des anderen Wunsch zu erfüllen. Das gleiche raten wir Euch: sprecht miteinander über Eure Erwartungen und Gefühle und bemüht Euch, zu einer Übereinkunft zu kommen. Laßt Eure intimen Beziehungen – vielleicht aus Mangel an Zeit oder Nachtruhe – nicht zu kurz kommen. Ob Ihr einander nur eine einfache zarte Berührung des Körpers schenkt oder den Genuß des Liebesspiels – mit oder ohne volle Vereinigung – Ihr erhaltet Euch damit die enge Beziehung in dieser wichtigen und schwierigen Zeit.

Die Frage der Empfängnisregelung während der Stillzeit ist eine sehr schwierige, auf die es bis heute noch keine eindeutige Antwort gibt.

Ingrid Trobisch schreibt: »Es ist wissenschaftlich erwiesen, daß es das Saugen des Kindes an der Mutterbrust ist, das den Eisprung verhindert. Solange kein Eisprung stattfindet, kann keine neue Empfängnis eintreten. Allerdings ist dies nur der Fall, wenn die Mutter das Kind *voll* stillt.«[28]

Es ist also nicht so, daß das Stillen eine Empfängnis verhindert. Vielmehr wird durch das Stillhormon, wenn das Kind genügend lang und stark an der Brust saugt, sowohl die Milchbildung angeregt als auch eine Ovulation verhindert. Genügend saugt das Kind nur bei vollem Stillen: wenn es nichts bekommt außer Muttermilch – kein

Löffelchen Saft, Wasser oder Tee, auch keinen Schnuller –, und zwar mindestens 6–8 Mal pro Tag.

Bei voll stillenden Frauen tritt die erste Blutung erst nach sechs oder mehr Monaten ein, während nicht stillende Mütter bereits einige Wochen nach der Geburt wieder eine Menstruation haben. Oft ist diese erste Blutung ohne vorherigen Eisprung, was sich durch regelmäßiges Messen der Basaltemperatur feststellen läßt. Bei manchen Frauen kommt es aber auch ohne Blutung zu einem Eisprung mit anschließender Temperaturhochlage und Menstruation. Solange also keine Temperaturhochlage beobachtet wird, muß man mit einem Eisprung (und möglicher Empfängnis) rechnen. Erst nach den drei höheren Messungen und gleichzeitiger Trockenheit (Fehlen des Zervixschleims) darf eine unfruchtbare Zeit angenommen werden.

Auf diese sicher unfruchtbare Zeit muß eine stillende Mutter aber oft monatelang warten. Sie muß daher lernen, sich bei fehlendem Temperaturanstieg nach anderen Zeichen zu richten – ähnlich wie Frauen in den Wechseljahren.

Wichtiger als die Temperaturmessung ist in dieser Zeit die Beobachtung der Schleimabgänge, die von den meisten stillenden Frauen beobachtet werden und sehr verschieden aussehen können. Nach Dr. Rötzer zeigt besonders der typische glasige, ausziehbare »Eiweiß«–Schleim einen möglichen Eisprung an, während sogenannte »trockene« Tage (ohne Schleimabgang) als unfruchtbar angesehen werden können.

Ingrid Trobisch und Elisabeth Rötzer haben in ihrem gemeinsam herausgegebenen Buch[29] auch die Empfängnisregelung in der Stillzeit behandelt, was mir persönlich eine große Hilfe war. Im Anhang dieses Buches findest Du die »Anleitung für das Verhalten nach einer Entbindung« von Dr. Josef Rötzer[24], aus der ich folgende Sätze für Dich herausnehme:

»Wenn eine Frau voll stillt, dann besteht eine unfruchtbare Zeit bis zumindest zwölf Wochen nach der Entbindung.

In der Zeit nach der Entbindung ist die Beobachtung des Zeichens S (der typische glasige oder Eiweißschleim) wichtiger als die Temperaturmessung!

Wenn man sich an die bekannten Regeln zur Auswertung des Zeichens S bei Fehlen des Temperaturanstieges hält, kann man auch in der Zeit nach zwölf Wochen immer wieder unfruchtbare Tage bestimmen.« Wenn die tägliche Milchmenge aus irgend einem Grund abnimmt, auch nur für einen Tag (evtl. wegen Krankheit), muß mit dem Eintreten einer Ovulation gerechnet werden, auch schon vor Ablauf der zwölf Wochen (nach Dr. Rudolf Vollmann, Schweiz).

Wenn vom letzten Tag, an dem Schleim beobachtet wurde, noch drei Tage hinzugefügt werden, sind die folgenden *trockenen* Tage (eben bis zum nächsten Schleimabgang) unfruchtbare Tage (Höhepunktsregel nach Dr. Rötzer).

Wir wünschen Euch gute Ehegespräche!

Im vierten Monat

Stillen ist bereits problemlos − sexuelle Gefühle beim Stillen − mit dem Baby verreisen? − Krankheit der Mutter − Sport

Karin

7. April: Wir danken für Euren gemeinsamen Brief, der uns beide beeindruckt hat. Ich selbst wurde daran erinnert, daß ich nicht nur ein Baby, sondern auch einen Mann habe. Wolfgang ist wiederum ein bißchen mehr Vater und auch verständnisvoller und hilfsbereiter Ehemann geworden. Über die eheliche Gemeinschaft habt Ihr gerade das gesagt, was uns bewegt hat. Als wir dann unsere Probleme miteinander besprachen, schienen sie längst nicht mehr so groß. Der letzte Abschnitt Eures Briefes hat uns jedoch nicht ganz zufriedengestellt. Wir vermißten eine klare Lösung. Wir wurden aber angeregt, uns mehr mit diesem Problem auseinanderzusetzen. Die gemeinsame Bewältigung all dieser neuen und oft schwierigen Situationen läßt mich erkennen, daß das Stillen nicht nur die Bindung zwischen Mutter und Kind, sondern auch zwischen den Ehepartnern vertiefen hilft.

Ich habe eine Beobachtung gemacht, die mich verwirrt, weil ich nicht weiß, wie ich mich dazu stellen soll. Ich habe jetzt große Freude am Stillen. Fast erscheint sie mir zu groß, ein Glücksgefühl, das meinen ganzen Körper erfaßt. Bitte mißverstehe mich nicht. Eigentlich schäme ich mich dieser Gefühle, obwohl ich sie nicht leugnen kann. Ich möchte nur wissen, ob das normal ist.

Ich habe es auch ausprobiert, beim Stillen zu beten. Immer geht es nicht, aber ein paar Mal habe ich einen tiefen Frieden verspürt. Ein Psalm hat mich auch sehr berührt: »Ich ließ meine Seele ruhig werden und still. Wie ein kleines Kind bei der Mutter ist meine Seele still in mir« (Ps. 131,2). Wenn ich meine kleine Sandra betrachte, wie sie so zufrieden in meinem Arm liegt, werde ich selbst ruhig und zufrieden.

Wir haben es bereits zweimal geschafft, abends wegzugehen. Obwohl ich mir das vorher nicht vorstellen konnte, ist es mir doch gelungen, während des Tages so viel Milch auszudrücken, daß es für die Abendmahlzeit genug war. Meine Mutter, die das Baby hütete, hat sich sehr gewundert.

Wie ist es nun, wenn ich mit dem Baby einen ganzen Tag weggehe? Dürfen wir es wagen, meine Tante zu besuchen und bei ihr zu übernachten? Oder gar eine Woche Urlaub zu machen – mit dem Baby? Wolfgang meint, das wäre nicht so arg, denn die Nahrung hätte ich doch immer fix und fertig dabei. Ich fürchte aber, daß daß nicht so einfach ist. Hast Du damit Erfahrung?

Ich habe beschlossen, ein wenig Sport zu treiben, um fit zu bleiben. Welche Sportarten aber sind ratsam?

Momentan liege ich mit Grippe im Bett – darum habe ich Zeit, Briefe zu schreiben. Der ärgste Tag war vorgestern. Ich hatte hohes Fieber und keine Milch für mein Baby. Außerdem fürchte ich, es anzustecken. Meine Mutter, die uns versorgte, hatte alle Mühe, denn die kleine Sandra verschmähte die Flasche. Meine Milch schmeckt wohl besser. Gestern war ich noch schwach, aber es ging mir besser. Ich blieb brav im Bett, trank viel, und stillte das schreiende Baby alle ein bis zwei Stunden. Trotzdem blieb es noch recht hungrig. Aber heute – es erfüllt mich mit Stolz und Freude – ist wieder genug Milch da!

Unlängst war ich bei einer Freundin, deren Baby nur um wenige

Tage älter ist als Sandra. Dieses Baby, das nicht mehr gestillt wird, kommt mir größer und dicker vor, hat schon einen Zahn und macht einen reiferen Eindruck. Das machte mich ein wenig neidisch. Meine Freundin meinte, daß man während der Menstruation nicht stillen dürfe, weil sonst das Baby nervös wird. Stimmt das?

Das Baby meiner Freundin bekommt schon Gemüse und Obstbrei. Soll ich wirklich noch nichts zufüttern, obwohl der Kinderarzt es längst geraten hat?

Die kleine Sandra ist jetzt drei Monate alt, und ich erwarte den von Dir prophezeiten Wachstumsschub. Diesmal weiß ich dank Deiner Information, was ich tun muß, wenn sie plötzlich wieder mehr Appetit bekommt: kein Fläschchen kochen, sondern ein paar Tage lang mehr ausruhen und öfter stillen.

Nachts wacht sie noch immer auf und läßt sich nur durch Stillen beruhigen. Soll ich ihr weiter etwas geben? Wann wird sie endlich durchschlafen?

Bis jetzt ist Sandra sehr zufrieden mit meiner Milch, sie nimmt gut zu und ist wesentlich ruhiger als in den ersten Wochen. Ich bin auch schon viel sicherer im Umgang mit ihr und »verstehe« ihr Schreien schon. Wenn ich an ihr Bettchen komme, zeigt sie mir, wie sie sich über meine Gegenwart freut: sie lächelt mich an.

Ich bin glücklich, daß das Stillen problemlos geworden ist und ich keine Angst mehr habe, mein Baby könnte zu wenig Muttermilch bekommen. Ich danke Dir für Deine Mühe mit mir!

Eva

15. April: Über Deinen Brief freute ich mich sehr. Du hast wirklich schon eine Menge gelernt. Hoffentlich bist Du nun wieder ganz gesund.

Dein Baby ist sicher von der Grippe verschont geblieben. Du hast ja die Krankheitskeime schon in Dir gehabt und auf andere übertragen, als Du Dich selbst noch gar nicht krank fühltest. Mit der Muttermilch hast Du dem Baby aber gleich die nötigen Abwehrstoffe gegeben. Es ist oft so, daß die ganze Familie an einer Erkältung erkrankt, nur das gestillte Baby bleibt verschont. Die stillende Mutter muß nur vorsichtig mit der Einnahme von Medikamenten sein.

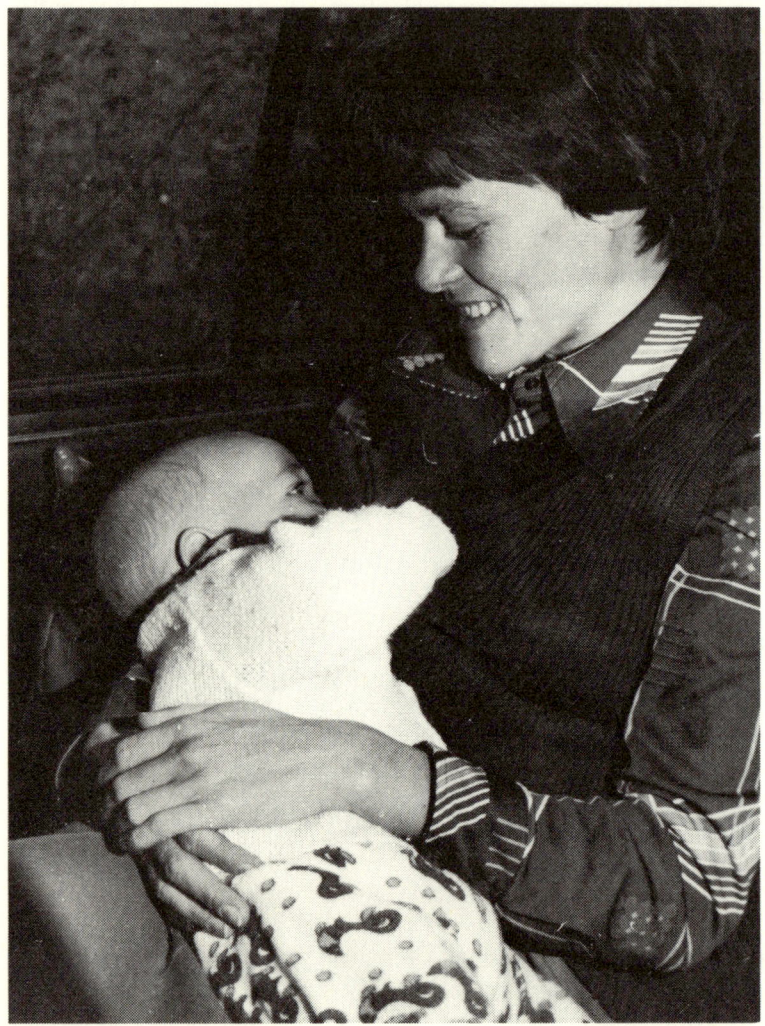

Bild 3: Stillen unterwegs, hier im Auto.

Geh nun viel spazieren. Frische Luft und Sonne sind für Dich und das Baby gut. Stillen kannst Du vorher zu Hause, unterwegs im Auto oder auf einer Bank, ohne daß jemand etwas davon bemerkt (Bild Nr. 3). Stillen ist überall möglich. Das Schwierigste ist nur der erste Augenblick des Anlegens. Man dreht sich dabei einfach zur Seite.

Eine große Hilfe beim unauffälligen Stillen in Gesellschaft ist eine praktische Kleidung. Am besten sind Pullis, die man hochheben, und Blusen, die man unten öffnen kann, aus pflegeleichtem Material. Eine Windel zum Zudecken und Abwischen sollte immer zur Hand sein. Ich fand es praktisch, das Baby, sobald es den Kopf halten konnte, unterwegs in einer Tragschlinge (Abb. 9a) oder noch besser in einem Tragetuch (Abb. 9b) zu tragen. Das Baby fühlte sich durch meine Nähe und Wärme geborgen, und ich hatte die Hände frei. So haben wir stundenlange Wanderungen gemacht. (Bild 4)

Abb. 9: Das Tragen des Babys

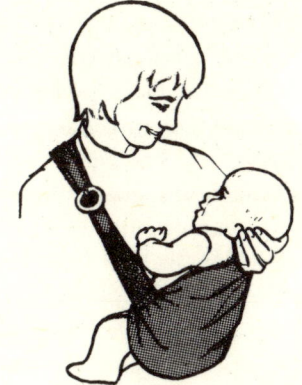 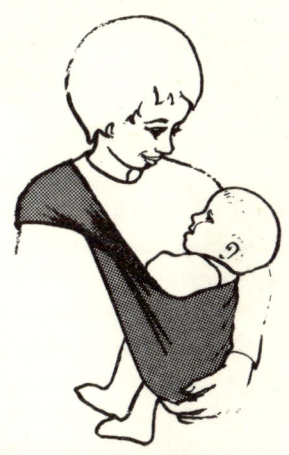

a: In der Tragschlinge

b: Im Tragetuch. Der Streifen aus festem Stoff (70 x 210 cm) wird im Rücken verknotet.

Unruhige Babys oder solche, die immer »dabei« sein wollen, kann man darin auch zu Hause umhertragen. Eine meiner Bekannten hat

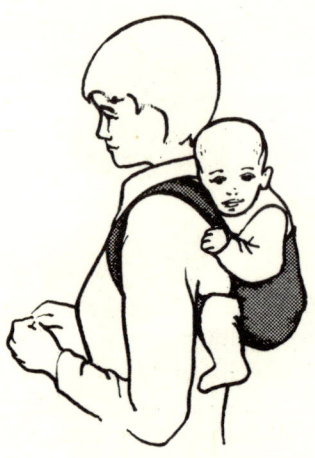

c: Im selbstgenähten »Babyrucksack« – ein Dreieck mit festen Trägern.

sich selbst aus einem Dreieck mit zwei Trägern einen »Babyrucksack« (Abb. 9c) genäht, in dem sie ihr Baby bei der Hausarbeit auf dem Rücken trug, weil es sonst trotz Stillens nicht eingeschlafen wäre.

Wolfgang hat recht: durch das Stillen wird ein Besuch oder eine Reise mit dem Baby wesentlich einfacher. Die Muttermilch ist jederzeit trinkfertig und keimfrei, und das erspart viele Probleme der Zubereitung einer Flasche und der Infektion durch unsauberes Wasser. Auch kann man das Baby immer anlegen, wenn es unruhig ist. Gerade jetzt wäre ein Urlaub zu dritt zu empfehlen, da Euer Baby noch keine andere Nahrung benötigt und noch viel schläft. Wir waren in dieser Hinsicht sehr unternehmungslustig. Im Alter Deiner Sandra war unser Baby schon auf Tagesausflügen, einer Tagung und sogar im Ausland mitgewesen. Ohne Stillen hätte ich das nicht gewagt.

Liebe Karin, Du brauchst nicht beunruhigt zu sein, wenn andere Babys weiter entwickelt sind als Deines. Leider glauben fast alle Mütter, gerade ihr Baby müsse das schönste, gesündeste und reifste sein. Ich schrieb Dir doch schon einmal, daß jedes Baby von Anfang an anders ist in seinem Verhalten. Ebenso sind auch die Babys verschieden in ihrer Entwicklung. Im allgemeinen sind gestillte Babys leichter,

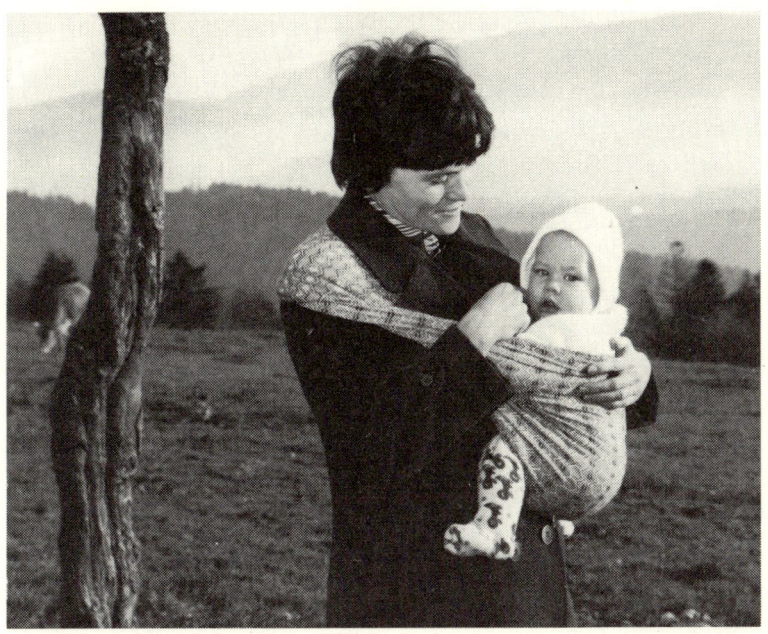

Bild 4: Im Baby-Tragetuch unterwegs.

schlanker und beweglicher, haben festere Muskeln und können daher
früher stehen und gehen. Aber bitte betrachte die Entwicklung nicht
als Wettlauf, sondern Dein Kind als Individuum.

Du brauchst Deinem Baby auch wirklich noch nichts zur Muttermilch zuzufüttern. Es ist allgemein üblich, einem Baby die Flasche zu
geben, deshalb ist es auch üblich, schon früh mit Obst und Gemüse
anzufangen, denn Flaschenkinder brauchen zusätzlich Vitaminga-
ben.

Manche Kinderärzte rechnen bei ihren Ernährungsratschlägen
scheinbar gar nicht mehr mit vollem Stillen. Dein Baby aber bekommt die nötigen Vitamine und Mineralstoffe durch Deine Milch,
wenn Du Dich richtig ernährst. Ein halbes Jahr lang enthält die Muttermilch alle nötigen Stoffe. Einen Monat vorher beginnt man, einige

Löffel zuzufüttern, um Babys Verdauungsorgane daran zu gewöhnen. Im nächsten Brief schreibe ich dann mehr darüber.

Ein Wort zum Durchschlafen. Es hängt weder von der Größe noch vom Gewicht ab, wann ein Baby nachts nicht mehr aufwacht. Eines schläft schon mit 6 Wochen durch, ein anderes mit 3 Monaten oder mit 6 Monaten. Wenn es nachts aufwacht, braucht es das Stillen – entweder die Nahrung oder die Nähe der Mutter.

Deine Idee, Sport zu treiben, ist sehr gut. Das wird auch die überflüssigen Pfunde vertreiben. Du kannst fast alle Sportarten ausüben, besonders ratsam sind Gymnastik, Wandern, Radfahren, Laufen. Abzuraten ist vor zu großen Anstrengungen, Überbeanspruchung der Arme (Tennis, Rudern) und Schwimmen wegen Infektionsgefahr der Brust.

Nimm Dir Zeit für Deinen Körper. Eine tägliche Dusche, gute Hautpflege, vernünftiges Essen und genügend Schlaf tragen dazu bei, daß Du Dich gesund und wohl fühlst und gut aussiehst.

Die Menstruation hat keinerlei Einfluß auf das Stillen. Die Ansicht, eine Frau hätte in diesen Tagen weniger Milch oder das Baby werde durch diese Milch nervös, basiert auf der Tatsache, daß die Mutter während der »Tage« leichter ermüdet und ihre Nervosität auf das Baby überträgt. Gönnt sie sich einmal eine Ruhepause, wird sie auch genug Milch haben.

Warum schämst Du Dich wegen der Lustgefühle beim Stillen? Häufig hörte ich, daß Frauen beim Stillen eine Art sexueller Erregung erleben. Ich kann mich nicht erinnern, solche Gefühle verspürt zu haben. Für die Milchbildung hat eine solche Erregung sicher keine Bedeutung, höchstens Entspannung durch das Glücksgefühl. Ich meine aber, daß Stillen genauso ein Bereich weiblicher Sexualität ist wie der Geschlechtsakt, die Schwangerschaft und die Geburt. Daher halte ich es für durchaus normal, daß das Stillen körperliche Lust hervorruft. Du brauchst Dich dieser Gefühle nicht zu schämen. Du darfst sie bewußt genießen und Dich darüber freuen.

Im fünften Monat

Eine Reise mit dem Baby – größerer Appetit – die ersten Zähnchen – Zufüttern – Fläschchen – Beruf

Karin

5. Mai: Heute senden wir Euch herzliche Urlaubsgrüße! Meine Tante hat uns eingeladen, einige sonnige Tage bei ihr an der guten Luft zu verbringen. Dein Rat im letzten Brief hat uns ermutigt, diese Reise zu wagen. Bisher hat auch alles gut geklappt. Unserer kleinen Tochter macht die fremde Umgebung nichts aus. Sie schläft genauso brav wie zu Hause und ist guter Dinge, wenn ich in der Nähe bin. Scheinbar braucht ein Baby nicht so sehr sein Bettchen, sondern seine Mutter.

Du hast recht: das Stillen ist unterwegs das Einfachste. Auch das Tragetuch hat sich sehr bewährt. Darin fühlt sich Sandra sehr wohl, weil sie meine Nähe richtig spüren kann.

Sie ist im letzten Monat sehr gewachsen, recht rundlich geworden und hat großen Appetit. Vor zwei Wochen, als sie dreieinhalb Monate alt war, hatte sie einen Tag lang richtigen Heißhunger. Ich nahm mir Zeit, sie öfter anzulegen – wahrscheinlich mußte sich durch das viele Saugen die Milchmenge vergrößern und ihrem Appetit anpassen. Nun ist Sandra wieder ganz zufrieden mit mir.

Beim Trinken läßt sie sich jetzt sehr leicht ablenken. Sie interessiert sich für ihre Umwelt, schaut umher und horcht auf Geräusche. Sie muß erst lernen, wie man zugleich hört und trinkt. Ein großes Problem für sie ist es, mich beim Trinken anzulächeln.

Sie saugt so stark, daß sie in fünf bis zehn Minuten fertig ist. Manchmal will sie aber überhaupt nicht aufhören. Dann saugt und saugt sie, bis sie zufrieden einschläft. Daran erkenne ich, wie nötig sie das Stillen und den Hautkontakt (Bild 5) seelisch noch braucht, und daß es falsch wäre, bald abzustillen.

Stell Dir vor, sie schläft seit einiger Zeit durch! Zwischen sechs und sieben Uhr wird sie abends gestillt und schläft dann zwölf Stunden! Du kannst Dir vorstellen, wie gut uns diese Ruhe tut.

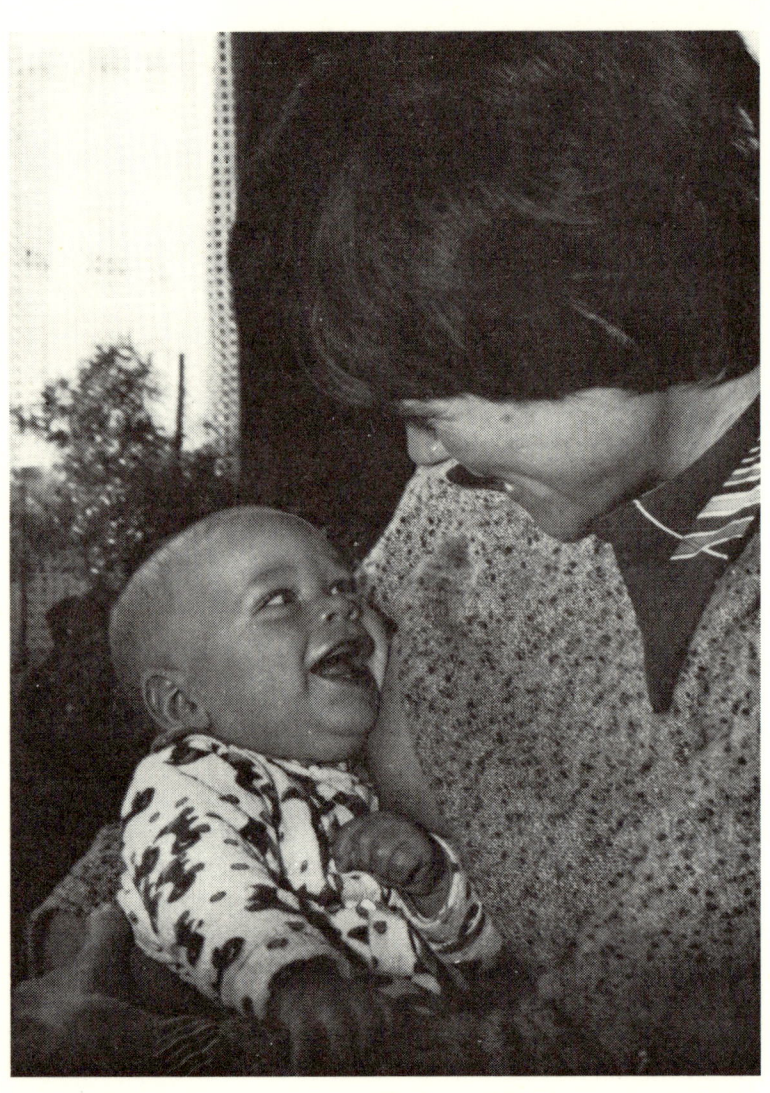

Bild 5: Hautkontakt

Wie ist es, wenn die Zähnchen kommen? Meine Tante meint, ich könne doch unmöglich weiterstillen, wenn das Baby Zähne habe, denn es werde mich beißen. Ich kann doch dann nicht plötzlich aufhören zu stillen! Hatten Deine Kinder nicht auch schon Zähne, als sie noch gestillt wurden? Haben sie Dich gebissen oder nicht?

Mein Kinderarzt sprach schon vor Wochen von Fruchtsäften und Gemüsebrei. Nun beunruhigt mich auch noch meine Tante, indem sie jeden Tag davon spricht, mein Baby sei nun vier Monate alt und müsse endlich etwas »Anständiges« zu essen bekommen. Deshalb bitte ich Dich um genaue Angaben, wann ich dem Baby Obst, Gemüse und Milchbrei geben soll.

Was kann ich dem Baby ins Fläschchen geben, wenn ich abends weggehe und während des Tages nicht genug Muttermilch sammeln kann? Darf ich ihm schon unverdünnte Kuhmilch geben?

Seltsamerweise muß ich gerade jetzt im Urlaub an meinen Beruf denken. Es erschien mir früher durchaus möglich, daß eine Frau berufstätig ist, wenn sie ihre Kinder gut versorgt weiß. Aber jetzt würde es mir sehr schwer fallen, mein Kind von einer anderen Person betreuen zu lassen – abgesehen davon, daß auch mein Kind unter meiner Abwesenheit leiden würde.

Was meinst Du?

Eva

14. Mai: Dein Brief beweist, wie perfekt Du im Stillen schon geworden bist und daß es für Dich das wurde, was es sein sollte: etwas Natürliches, Selbstverständliches.

Zur Beruhigung: Die Zähnchen stören beim Stillen nicht. Man kann nicht zugleich gierig saugen und beißen. Versuch das einmal mit einem Strohhalm. Freilich kann es vorkommen, daß ein Baby an der Brust die Zähne zusammenbeißt – meist, wenn es schon satt ist und nur noch mit der Brustwarze spielt. Kam das wirklich einmal vor, schob ich schnell einen Finger zwischen die Kiefer des Babys und nahm ihm die Brust weg.

Aus genügend eigener Erfahrung kann ich das bestätigen, daß es eine große Erleichterung für die ruhebedürftige Mutter bedeutet, wenn das Baby endlich durchschläft.

Ich freue mich mit Dir!

Richtest Du Dich in allem und besonders in der Ernährung nach den Bedürfnissen Deines Babys, müßten Dir sein nächtliches Durchschlafen, seine gute Gewichtszunahme und seine Zufriedenheit Beweis genug dafür sein, daß für Dein Töchterchen die Muttermilch die »anständigste« Nahrung ist und es noch keine andere Zusatznahrung braucht, nicht einmal einen Milchbrei am Abend zur besseren Sättigung. Laß Dich nicht verwirren.

Ich will Dir nun Genaueres über das Zufüttern schreiben.

In der Broschüre »Die Ernährung des Säuglings«[13] steht: »Ein gestillter Säugling braucht bis zum Ende des vierten Lebensmonats außer Vitamin D keine Beikost. Für ihn genügen die in der Muttermilch ausgeschiedenen Vitamine und Mineralstoffe – Voraussetzung ist allerdings, daß die Mutter selbst ausreichend Vitamine und Mineralstoffe aufnimmt.« Ähnlich steht es auch in den Ernährungsratschlägen für Säuglinge von Dr. Mommsen.[19]

In der amerikanischen Literatur las ich, daß ein Baby es im fünften oder sechsten Monat selbst mitteile, daß es nun auch andere Nahrung brauche: es sei eines Tages trotz häufigen Stillens unzufrieden. Auf alle Fälle ist es zu früh, schon mit acht oder zehn Wochen Säfte zu füttern. Stillende Mütter müssen sich nicht nach den Anweisungen für Flaschenbabys richten – diese brauchen schon früh zusätzliche Vitamine – oder sich durch die Werbung oder falschen Ehrgeiz verunsichern lassen. Es wird nur Vitamin D (in Tropfenform mit Muttermilch verdünnt) gegeben, weil das in keiner Milch ausreichend vorhanden ist.

Beim ersten Baby wagte ich es noch nicht, solange mit dem Zufüttern zu warten, und folgte den Anweisungen des Kinderarztes, der aber seine Ernährungsratschläge auf Flaschenkinder abgestimmt hatte. Nach den Erfahrungen mit meinen beiden jüngeren Kindern und nach Gesprächen mit anderen voll stillenden Müttern gebe ich Dir folgende Richtlinien weiter.

Ist Dein Baby viereinhalb bis *fünf Monate* alt, bekommt es das erste Löffelchen Karottensaft. Da es noch Schwierigkeiten mit dem Löffel und dem fremden Geschmack des Saftes haben wird, fütterst Du es damit am besten in der Mitte der Stillmahlzeit, bevor Du es von der zweiten Brust trinken läßt. Am Anfang der Mahlzeit wäre es zu ungeduldig, am Ende zu satt. Von dem einen Löffel Saft wird anfangs nur die Hälfte in den Magen des Kindes gelangen. Aber nur Geduld. Das Baby hat noch einige Wochen Zeit, das Essen mit dem Löffel zu lernen, und es wird mit jedem Tag besser gehen. Nach zwei Wochen wird das Baby schon drei oder vier Löffel Saft zu sich nehmen. Der Karottensaft kann dann mit Apfel- oder Orangensaft gemischt werden.

Eine Woche später versuchst Du es mit einem Löffel schaumig geschlagener Banane, die von den Babys gerne genommen wird.

Nach einer weiteren Woche wird zur Banane ein Löffel feinst geriebener Apfel gemischt. Die Menge wird jeden Tag ein wenig gesteigert.

Wiederum nach einer Woche bekommt das Baby auch einige Löffel gekochte, passierte Karotten als Gemüsemahlzeit. Danach versuchst Du jede Woche eine neue Gemüsesorte und kannst dem Baby bald einen abwechslungsreichen Speisezettel geben. Es ist vorteilhaft, jeden Tag nur eine Gemüsesorte zu füttern und jede neue Speise erst einige Tage lang auszuprobieren, um zu sehen, ob das Baby sie verträgt.

Sobald Dein Baby abends oder nachts hungrig ist, gibst Du ihm nach dem abendlichen Stillen noch einige Löffel Milchbrei, bis es satt ist. Für diese kleinen Portionen verwendete ich Fertigbrei, da er zum Nachfüttern schneller zubereitet ist.

Mit *sechs Monaten* sah der Speiseplan meines Babys dann so aus:

am Morgen Muttermilch, danach etwas Milchbrei;

am Vormittag Muttermilch und Obstbrei aus einer halben Banane, einem halben Apfel und etwas Orangensaft;

zu Mittag Muttermilch, danach Gemüsebrei, etwa 100 g;

am Nachmittag bei Bedarf Muttermilch;

am Abend Muttermilch und ein wenig Milchbrei.

Das soll kein starrer Plan sein, ebensowenig wie der Kinderarzt für alle Babys den gleichen Ernährungsplan geben kann. Du mußt Dich nach dem Appetit Deines Babys richten. Mein Kinderarzt schloß an seine Vorschläge, als er merkte, daß ich sie nicht ganz befolgte, den weisen Satz: »Das letzte Wort spricht immer die Mutter.«

Die Obstmahlzeit geben viele Mütter am Nachmittag. Ich meine jedoch, daß Obst am Vormittag besser verdaut wird und weniger Blähungen verursacht.

Das Gemüse bereitete ich ohne Zusatz von Mehl und Butter zu. Es wurde nur gekocht, mit wenig Salz und Zucker gewürzt und mit dem Mixer fein zerkleinert. Welche Gemüsesorten Du wählst, hängt von der Verdauung Deines Babys ab: bei weicherem Stuhl mehr Karotten und andere Wurzelgemüse, Äpfel und Bananen, bei festerem Stuhl mehr Grüngemüse, Orangen, Pfirsiche.

Gestillt habe ich vor jeder Mahlzeit, damit das Baby seinen Heißhunger stillen und soviel Muttermilch zu sich nehmen konnte, wie es noch brauchte. Meine Erfahrung hat gezeigt, daß zwischen den Mahlzeiten eine Pause von vier Stunden nötig ist, damit der Magen richtig leer wird. Einzig Muttermilch kann auch zwischendurch gefüttert werden.

Als mein Baby *sieben Monate* alt war, gab ich zum Gemüse etwas Kalbsknochensuppe mit Fleisch oder Leber oder ein halber Eidotter. Fleisch ist wegen seines gut ausnutzbaren Eisengehalts wichtig zur Blutbildung.

Mit *acht Monaten* stillte ich ausgiebig am Morgen und am Abend. Am Vormittag zur Obst– und dann zur Gemüsemahlzeit gab es Muttermilch als »Nachspeise«.

Diese Anregungen mögen für heute genügen. In Zweifelsfällen solltest Du Dich von Deinem Kinderarzt beraten lassen.

Wenn Du abends ausgehst, verwendest Du für ein Fläschchen entweder ein Fertigprodukt, das nur mit Wasser angerührt wird, oder kochst ein Fläschchen aus Kindergrieß:

In 200 g Zweidrittelmilch (zwei Teile Milch und ein Teil Wasser) werden zwei Kaffeelöffel Kindergrieß und zwei Löffel Zucker eingerührt und eine Minute gekocht. Erst ab dem siebenten Monat darf Vollmilch verwendet werden.

Du solltest Deinem Baby aber nur dann ein Fläschchen kochen, wenn es wirklich notwendig ist. Es wird ihm nämlich nicht sonderlich schmecken. Ich habe es schon erlebt, daß ein Baby die Flasche verweigerte und hungrig und empört auf die Mutterbrust wartete. Diese Aufregung solltest Du Deinem Kind ersparen.

Deine Gedanken an Deinen Beruf verstehe ich gut. Ich hatte ähnliche. Es ist schwer, einen geliebten Beruf aufzugeben oder einige Zeit zurückzustellen. Man muß sich darüber klar werden, was wesentlicher ist. Eine enge Mutter-Kind-Beziehung, die im Stillen ihre beste Grundlage hat, ist sehr wichtig für die gesunde körperliche und seelische Entwicklung eines jungen Menschen. Deshalb ist die Mutter unentbehrlich für ein Kind, besonders solange es noch klein ist. Christa Meves weist in ihrem bereits erwähnten Buch »Manipulierte Maßlosigkeit«[16] eindringlich darauf hin, welche Schäden entstehen können, wenn ein Kind zu wenig liebevolle Beachtung und Hautkontakt durch die Mutter erhält – was ja bei einer berufstätigen Mutter zumeist der Fall ist. Ch. Meves sieht auch Zusammenhänge zwischen der Jugendkriminalität und einer mangelhaften Mutter-Kind-Beziehung, zwischen den oralen Süchten und der mangelhaften Befriedigung des Saugbedürfnisses, weil die Säuglinge nicht mehr gestillt werden.

Berufstätige Mütter wissen nicht, was sie ihren Kindern antun. Und abgesehen davon, wie eine Frau diese Doppelbelastung gesundheitlich aushält, verschlingen die Kosten für die Beaufsichtigung des Kindes einen großen Teil des mütterlichen Verdienstes.

Ist die Berufstätigkeit der Mutter eines Säuglings aus verschiedenen Gründen unumgänglich, sollte das Stillen, wenigstens morgens, nachmittags und abends erfolgen – nicht nur wegen der Nahrung, sondern vor allem wegen der Beziehung zur Mutter. Für stillende Mütter gibt es auch besondere Arbeitsbestimmungen.

Ich wünsche Euch noch erholsame Urlaubstage!

Im neunten Monat

Stillen zweimal am Tag – wie lange noch? – Abstillen

Karin

2. September: Nach verhältnismäßig langer Zeit melde ich mich wieder mit einem Brief. Aus den Kartengrüßen konntest Du entnehmen, daß wir keine Schwierigkeiten hatten.

Sandra ist jetzt acht Monate alt und wird noch zwei- bis dreimal am Tag gestillt. Am Morgen und am Abend scheint sie das Trinken an der Brust noch zu brauchen, obwohl sicher nicht mehr viel Milch herauskommt, am Nachmittag ist es nicht mehr so interessant und wird manchmal schon abgelehnt.

Einerseits ist es eine Freude, wie fröhlich sie nach dem morgendlichen Stillen in den Tag schaut und wie zufrieden sie abends nach dem Stillen einschläft, andererseits frage ich mich, wie lange das denn so weitergehen soll. Von meinen Bekannten werde ich als Wundermutter betrachtet und auch oft gefragt, wann ich das Baby denn endlich abstillen werde. An verwunderte Blicke habe ich mich inzwischen schon gewöhnt.

Wie geht das mit dem Abstillen eigentlich vor sich? Damals, als mein Baby zwei Monate alt war, sagte mein Frauenarzt: »Wenn Sie abstillen wollen, kommen Sie nur zu mir. Mit ein paar Spritzen bekommen wir die Milch schon weg.« Ist denn das jetzt noch nötig?

Vor zwei Wochen hatte Sandra Fieber. Natürlich war sie sehr schlecht aufgelegt und wollte nichts essen. Öfters am Tag nahm ich sie an die Brust. Das Trinken beruhigte sie und löschte zugleich ihren Durst. Oft konnte ich sie gar nicht anders besänftigen als durch Anlegen an meine Brust. In diesen Tagen war ich sehr froh, daß ich mein Kind stillen konnte!

Jetzt ist mein Töchterchen wieder gesund und vergnügt. Sie wiegt fast 10 Kilogramm und hat sechs Zähnchen. Munter krabbelt sie durch die Wohnung.

Für Deine Ernährungsvorschläge danke ich Dir. Sie haben sich – mit kleinen Abweichungen – gut bewährt. Sandra ißt am Morgen nach dem Stillen noch etwas Milchbrei, am Vormittag Obstbrei mit Yoghurt oder Quark, um ca. vierzehn Uhr Gemüse mit Fleisch, abends wieder Milchbrei und Muttermilch.

Dazu habe ich zwei Fragen: Ist es besser, die Gemüsemahlzeit selbst zuzubereiten oder die fertigen Babygläser zu kaufen? Was kann ich meinem Baby noch zusätzlich geben, um es an festere Nahrung zu gewöhnen?

Gestern hatte ich im Park ein Erlebnis, das mir zu denken gab und mich sehr dankbar machte. Auf der Bank saßen zwei mir bekannte Mütter mit ihren Babys und klagten einander ihr Leid. Eine jammerte über die schlechte Verdauung ihres Babys, die andere über die vielen Infektionskrankheiten und die Unzufriedenheit ihres kleinen Schreihalses. Ich merkte, daß sie mich mit Absicht nicht in diese Unterhaltung hineinzogen, denn ich hatte ja kein »Klagelied« zu bieten. Es war, als wollten sie mir zeigen, daß ich nicht dazugehöre, denn »was kann die mit ihrem gesunden, zufriedenen Baby schon für Probleme haben – die hat ja gestillt und daher keine Ahnung, welche Schwierigkeiten man mit einem Baby hat«. Ich mußte lächeln und im Geiste Dir danken, denn ohne Deine Hilfe und Ermutigung hätte ich es auch nicht geschafft.

Eigentlich freue ich mich schon auf mein nächstes Baby und auf ein angstfreieres und unkomplizierteres Stillen von Anfang an.

Eva

20. September: Ich freue mich mit Dir über Dein Prachtbaby! Die gute Entwicklung und Gewichtszunahme und die Fröhlichkeit beweisen, daß Du es körperlich und seelisch gut genährt hast. Du bist keine Wundermutter, sondern hast einfach gelernt, auf natürliche Weise den Bedürfnissen Deines Kindes gerecht zu werden. Damit hast Du das Richtige getan.

Auch als es krank war, bist Du ihm richtig begegnet. Kranke Babys haben meistens keinen Appetit, sie sind weinerisch und wollen bei der

Mutter sein. Gerade bei Fieber sollten sie viel trinken. Stillen ist in diesem Fall das Beste – die Milch löscht den Durst, ist leicht verdauliche Nahrung und enthält Abwehrstoffe, die Nähe der Mutter beruhigt und tröstet, das Baby fühlt sich nicht mehr so unbehaglich und wird schneller wieder gesund. Ich war in solchen Situationen auch immer sehr dankbar, daß ich diese Möglichkeit hatte.

Den Speiseplan Deiner Tochter hast Du in den vergangenen Monaten erweitert. Sie kann nun fast alle Gemüsesorten bekommen, dazu Kartoffeln, Vollreis, Vollgrieß, Haferflocken, rohe Gemüsesäfte, Kalbsknochensuppe, Fleisch, Leber, Fisch (Vorsicht vor Gräten!) und viele Obstarten. Sorg für viel Abwechslung, auch in Deinem eigenen Speisezettel.

Die Meinungen der Ärzte über fertige Babykost gehen auseinander. Die Gläschen mögen ihre Vorteile haben, vor allem wegen der Zeitersparnis und der Vitamine in der gemüsearmen Zeit. Mir waren sie jedoch zu teuer. Außerdem wollte ich meinem Baby frischgekochte Speisen gönnen. Ich esse auch nicht gerne Konserven.

Um das Baby an festere Kost zu gewöhnen, zerdrückst Du einen Teil seiner Portion mit der Gabel und mischst ihn unter den fein gemixten Rest. Das Baby zerdrückt die Stückchen mit der Zunge. Auch kann es kleine Happen bekommen, die es selbst in den Mund stecken kann, wenn es im Babystuhl mit am Familientisch sitzt: gekochte Gemüse wie Kartoffel, Karotte, Kohlrübe, Erbsen, weiche Früchte wie Banane, Pfirsich, Birne, außerdem Brot, Käse, Reis, Hackfleisch, Würstchen ohne Haut. Leg aber immer nur ein oder zwei Stückchen hin.

Zum Beißen bekommt das Kind Brotrinde, einen gewaschenen rohen oder leicht gebratenen Apfel (die Schale spuckt es aus), auch Apfelstücke ohne Schale, eine rohe Karotte oder auch einen gekochten Knochen in die Hand. Dr. Schmiedecker[26] empfiehlt ab dem sechsten Monat eine Schneidsemmel: »Ein frisches Brötchen wird kurz in feuchtes Milieu gebracht, damit die Sprödigkeit der Rinde schwindet. Dann soll sie drei Tage an der Luft trocknen. Für das Kind ist es wichtig, daß es das Brötchen jederzeit erreichen kann. Ein dicker Wäschestrick wird zu diesem Zweck durch das Brötchen durchgezogen, oben am Bettchen angehängt und unter dem Brötchen ein dicker Knoten gemacht.«

Im *elften Monat* kann das Baby zum Frühstück schon Brot und Butter und Honig essen und dazu Milch aus der Tasse trinken. Es sollte jedoch nicht mehr als einen halben Liter Kuhmilch per Tag zu sich nehmen, um eine Milchanämie zu vermeiden.

Kekse und Babybisquits halte ich für ein Baby ungeeignet – der Zucker darin macht zu satt für wichtigere Speisen, und außerdem ist alles voll Brösel.

Wegen des Abstillens mache Dir keine unnötigen Sorgen. Dein Baby wird sich selbst abstillen: wenn es seelisch genug gefestigt ist, wird es das Interesse am Stillen verlieren, es wird dabei zu spielen beginnen oder die Brust überhaupt ablehnen. Langsam werden die täglichen Stillmahlzeiten immer weniger – ein Prozeß, der sich über mehrere Wochen ausdehnt – bis zuletzt nur mehr eine übrigbleibt. Meist ist das jene vor dem Einschlafen am Abend, weil Babys in diesem Alter die Angst kennenlernen (sog. Achtmonatsangst): Angst vor Fremden, vor der Finsternis, vor dem Alleinsein. Sie werden mit dieser Erfahrung nicht allein fertig und brauchen unbedingt eine tröstende Mutter.

Ich habe meine Kinder nie brüllen lassen, bis sie vor Erschöpfung von selbst einschliefen. Das Stillen ist auch hier wieder ein gutes Mittel zur Beruhigung.

Meine Kinder hörten alle drei im zehnten Monat auf, von meiner Brust zu trinken. Auch der Jüngste ist inzwischen so weit.

Meine beiden Ältesten bekamen nie ein Fläschchen, während der Jüngste seine Milch manchmal lieber daraus trinkt als aus der Tasse. Das hat er sich erst unlängst auf einer Reise angewöhnt.

Aber jedes Kind ist anders. Manche Babys wollen noch einige Monate länger gestillt werden. Sie brauchen den Hautkontakt noch länger – vielleicht, weil die Mutter sonst wenig Zeit für sie hat, vielleicht weil sie noch unsicher und ängstlich sind und Zuflucht und Trost bei der Mutter suchen. In diesem Alter ist ja beim Stillen nicht mehr die Milch wichtig, sondern die Liebe und Geborgenheit, die das Kind dadurch zu spüren bekommt.

Ich frage mich, warum man eigentlich hierzulande einem Säugling das Saugen an der Mutterbrust nicht einmal ein Jahr lang gönnt, während Flaschenkinder sogar zwei oder drei Jahre an ihrem Fläschchen oder Schnuller saugen dürfen.

Vor allem sollte man ein Baby nie plötzlich abstillen. Ist eine Mutter gezwungen, vorzeitig abzustillen, solle sie das langsam tun: jede Woche eine Stillmahlzeit durch andere Nahrung ersetzen. Dadurch kann auch die Milchproduktion langsam zurückgehen, bis fast keine Milch mehr in der Brust ist. Dann wird auch die letzte Stillmahlzeit weggelassen. Das Baby wird in dieser Zeit oft weinen, weil ihm das Schönste und Liebste entzogen wird, und es braucht viel Aufmerksamkeit und Trost. Du wirst verstehen, daß plötzliches Abstillen ein Schock für das Gefühlsleben des Kindes (und auch der Mutter) wäre.

Jedesmal, wenn für mich eine Stillzeit zu Ende ging, war ich zwar froh, schon ein so großes und selbstsicheres Baby zu haben, aber auch ein wenig traurig, diese ganz enge Beziehung zu meinem Kind zu verlieren. Aber ich tröstete mich damit, daß ich ihm das Beste gegeben hatte, was ich konnte, und daß ich nun auf andere Weise seinen Bedürfnissen gerecht werden mußte – dem Bedürfnis nach liebevoller Zuwendung, die manchmal auch durch ein konsequentes Nein Grenzen erfahren läßt; dem Bedürfnis nach Bewegung und Entdeckung der Welt; dem Bedürfnis nach immer größer werdender Selbständigkeit.

Wenn Du jetzt am Ende Deiner Stillzeit zurückschaust, wirst Du Dich weniger an die kleinen Probleme erinnern, sondern vielmehr an die großen Freuden und daran, wie Du Dein Baby genießen konntest, wieviel Arbeit Du Dir erspart hast und welche friedlichen Stunden Dir das Stillen gebracht hat.

Verschiedene Fragen

Besondere Situationen vor der Geburt

Frau Irene K. wird durch Kaiserschnitt entbunden werden:

»Ich stehe kurz vor der Entbindung. Mein Arzt meint, es werde ein Kaiserschnitt notwendig sein. Ich habe aber den großen Wunsch, mein Baby zu stillen. Ist es wahr, daß man nach einem Kaiserschnitt nicht stillen kann, wie ich es jetzt immer wieder zu hören bekam?«

Nach einem Kaiserschnitt werden Sie sich natürlich schwächer fühlen und langsamer erholen, als nach einer normalen Entbindung, und die Milch kommt vielleicht ein paar Tage später. Meist wird eine Abstillspritze gegeben. Sie sollten daher unbedingt darauf hinweisen, daß Sie stillen wollen.

Sobald es Ihnen möglich ist, sollten Sie das Kind anlegen. Vielleicht geht es schon am dritten Tag. Da durch die Narkose die Milchbildung schwächer sein kann, sollten Sie, wenn häufigeres Anlegen im Krankenhaus nicht möglich ist, das Kind unbedingt zu jeder Mahlzeit von beiden Seiten trinken lassen und anschließend zur Anregung etwas abpumpen. Ist die Milch einmal da, können Sie genauso stillen wie jede andere Mutter, die normal entbunden hat. Da Sie aber auch zu Hause noch sehr viel ausruhen müssen, wäre eine Haushaltshilfe sehr wichtig.

Frau Anne V. ist Diabetikerin:

»Ich bin Diabetikerin. Ich bin glücklich, daß ich trotz einiger Komplikationen bald ein Kind zur Welt bringen darf. Das Stillen halte ich für sehr wichtig, mein Arzt rät mir aber ab. Er meint, Diabetikerinnen könnten ohnehin nicht lange stillen. Muß mein Kind wirklich darauf verzichten?«

Diabetiker müssen unter ärztlicher Kontrolle stehen und ihre Diät einhalten. Gegen das Stillen bestehen prinzipiell keine Bedenken, die Milchproduktion wird nicht beeinflußt. Zu beachten ist jedoch, daß durch die Milchbildung ein Verlust an Kohlehydraten eintreten kann, der den Insulinbedarf verändert. Wenn Ihr Arzt Ihnen das Stillen nicht ausdrücklich verbietet, muß Ihr Kind es also nicht entbehren.

Frau Maria H. erwartet Zwillinge:

»Mein erstes Kind habe ich nicht gestillt, da ich damals noch zu wenig darüber wußte. Als ich erfuhr, wie wichtig das Stillen ist, versuchte ich es beim zweiten Kind. Die Mühe hat sich gelohnt! Ich nahm mir jetzt in der dritten Schwangerschaft fest vor, das Kind wieder zu stillen.

Kürzlich erfuhr ich, daß ich Zwillinge bekommen würde. Mit meinem Wunsch, sie zu stillen, stoße ich überall auf volles Unverständnis, das macht mich unsicher. Kann man Zwillinge stillen und wie macht man das am besten?«

Schon viele Mütter haben Zwillinge gestillt – trotz Unverständnis der Freunde und Verwandten! Zwillinge sind meist kleiner als andere Babys und brauchen daher die Muttermilch nötiger. Denken Sie nicht ängstlich besorgt an die Milchmenge, sonst sind Sie verkrampft. Da sich beim Stillen das Angebot nach der Nachfrage richtet, bildet sich ausreichend Milch, wenn Sie Ihre Babys oft anlegen und selbst genügend trinken.

Sehr wichtig ist auch der Schlaf. Eine Mutter von Zwillingen muß besonders darauf achten, genug Zeit für Ruhe und Entspannung zu finden. Sie sollten unbedingt eine Haushaltshilfe haben.

Oft werden beide Babys zugleich gestillt, weil es Zeit spart. Das bereitet anfangs Schwierigkeiten. Probieren Sie die Stellung aus, die für Sie am bequemsten ist: Beide Babys vorne überkreuz auf den Schoß legen (Abb. 10a) oder an Ihren Seiten auf Kissen betten, mit jeder

Hand ein Köpfchen haltend (Abb. 10b). Sie sollten die Babys auch einzeln stillen, damit jedes ihre ungeteilte Zuwendung erfahren kann.

Abb. 10: Das Stillen von Zwillingen.

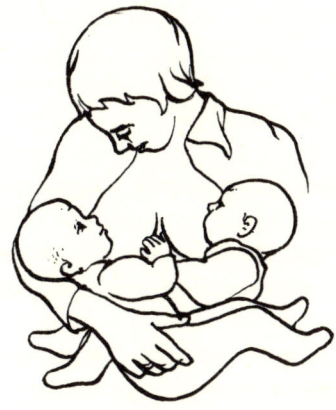

a: Die Babys werden überkreuz auf dem Schoß gehalten.

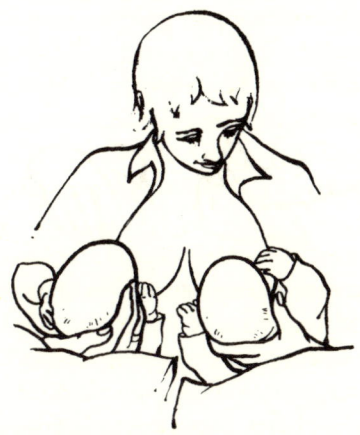

b: Die Babys liegen seitlich auf Kissen.

93

Frau Inge S. fragt, ob die älteren Geschwister zuschauen sollen:

»Neuerdings hört man viel darüber, welch große Bedeutung das Stillen hat. Ich erwarte unser drittes Kind und möchte es gern zu stillen versuchen. Ich frage mich aber, was meine beiden größeren Kinder dazu sagen werden. Sie wurden nicht gestillt. Werden sie nicht eifersüchtig sein? Außerdem fühle ich mich ein wenig gehemmt, vor ihnen zu stillen. Ich kann mich doch nicht jedesmal mit dem Baby zurückziehen«.

Ja solche Gedanken kenne ich auch! Wie ich selber werden Sie aber bald erfahren, daß die Kinder das Stillen als natürliche Ernährung des Kindes schnell akzeptieren.

Das Zusehen beim Trinken hat sich auf unsere Kinder sogar sehr positiv ausgewirkt. Sie erlebten ganz neu die Liebe ihrer Mutter. Außerdem bekommen die Mädchen ein gutes Muttervorbild, und die Jungen erfahren beizeiten den ursprünglichen Zweck der Brust als Nahrungsquelle.

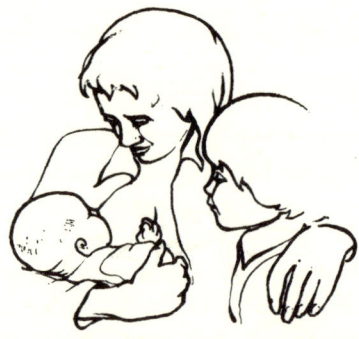

Abb. 11: Die Stillzeit wird zur Familienzeit. Die Mutter hat Zeit für die größeren Kinder.

Anfangs wollten meine Kinder gern immer dabei sein, wenn das Baby gestillt wurde. Später kamen sie seltener. Mein Sohn interessierte sich bald nicht mehr so sehr für das Stillen als für seine Mutter. Er freute sich, daß ich mir beim Stillen des Brüderchens Zeit nahm, ihm etwas vorzulesen, und genoß die Atmosphäre der Geborgenheit. Meine Tochter hingegen kam auch nach vielen Wochen noch, um zuzusehen und mit mir über das Stillen und über ihre eigenen Puppenbabys zu plaudern. Auf ihre Fragen habe ich geantwortet: »Dich habe ich genauso gehalten«, oder »Bei dir konnte ich es noch nicht so gut.« Sie sollten immer bei der Wahrheit bleiben: »Du bekamst zwar ein Fläschchen, aber ich hatte dich genauso lieb.« Sollte einmal ein Kind kosten wollen, könnte man es ihm erlauben – die Milch wird ihm nicht schmecken und außerdem hat es das Saugen verlernt.

Würden Sie sich mit dem Baby zurückziehen, riefen Sie die Eifersucht der Geschwister hervor. Wenn Sie sich zu den Stillzeiten bei Tag auch Zeit für die älteren Kinder nehmen zum Vorlesen, Plaudern und Zusammensein, werden sie sich über das Baby und das Stillen immer mehr freuen. Die Stillzeit wird dann zur Familienzeit. (Abb. 11)

Erfahrungen und Fragen nach der Geburt

Frau Anneliese L. bekam eine Abstillspritze:

»Während der Schwangerschaft war mir klar, daß ich unser Kind stillen würde. Unser Benjamin kam aber acht Wochen zu früh zur Welt. Er wog 1850 g und wurde sofort auf die Frühgeborenenstation verlegt. Sie können sich vorstellen, wie mir beim Abschied zumute war.

Schon einige Stunden nach der Geburt kam eine Schwester mit der Abstillspritze: ›Stillen wollen Sie ja sowieso nicht, oder?‹ Ich konnte noch gar nicht klar überlegen, und war kurzerhand einverstanden. Nach der zweiten und dritten Spritze kam es mir erst richtig zu Bewußtsein, was da mit mir geschah. Ich war sehr traurig darüber. Mein Mann machte mir Mut, das Stillen nicht gleich aufzugeben. Nach meiner Entlassung machten wir uns zu Hause gemeinsam an die Pumparbeit. Ich freute mich anfangs über jeden Tropfen. Langsam wurde es immer mehr.

In der Klinik konnten wir unser Söhnchen im Inkubator sehen. Ins Zimmer durfte man erst, wenn das Baby 2500 g wog. Da ich aber stillen konnte, wurde eine Ausnahme gemacht: Ich durfte Benjamin schon nach drei Wochen, als er aus dem Brutkasten kam, anlegen! Es war fast aufregender als die Geburt selbst!

Benjamin war noch recht schwach. Das Trinken strengte ihn sehr an und gelang noch nicht so richtig. Oft bekam er nur zehn Gramm heraus. Doch ich war jedesmal froh, vor allem darüber, daß ich mit unserem Kind Kontakt hatte. Als Benjamin endlich zu Hause war, ging es mit dem Stillen immer besser.«

Frau Waltraud V. hatte eine Frühgeburt und wird energisch:

»Meine Tochter kam sechs Wochen zu früh zur Welt und wog 2200 g. Ich hatte fest vor, sie zu stillen, und bat um eine elektrische Pumpe. Die Schwester reagierte nicht. Am dritten Tag griff sie an meine Brust und meinte: ›Da ist noch nichts drin.‹ Am vierten Tag fragte sie erstaunt: ›Was, Sie wollen stillen? Wollen Sie das wirklich auf sich nehmen? Bei einer Frühgeburt ist das nicht so einfach.‹ Trotz meiner wiederholten Bitte brachte sie aber keine Pumpe. Erst als ich dann energisch wurde, durfte ich mir selbst eine holen.

Ich bekam die Anweisung, morgens und abends beide Seiten abzupumpen, weil ja ›doch nichts drin‹ sei. Das erschien mir zu wenig. Ich pumpte mehrmals täglich beide Seiten, um die Produktion anzuregen. Die ersten Tage kam fast nichts. Als ich zu Hause war, machte mir mein Mann Mut, und langsam kam immer mehr Milch. Jeden Tag fuhr ich damit zur Kinderklinik, bald konnte ich die ganze Tagesmenge für meine Tochter abliefern. Ich durfte sie bei meinen täglichen Besuchen dann auch von meiner Brust trinken lassen. Als meine Tochter heimkam, war für uns das Stillen kein Problem mehr.«

Frau Susanne T. pumpt zu viel Milch ab:

»Da mein Söhnchen auf der Frühgeborenenstation liegt, pumpe ich die Milch ab und bringe sie täglich in die Klinik. Durch das Pumpen habe ich aber viel mehr Milch, als mein Kind braucht. Ich möchte jetzt weniger pumpen, damit weniger Milch erzeugt wird. Nun frage ich mich, ob ich dann später, wenn mein Baby größer ist und mehr braucht, wieder die Milchmenge vergrößern kann.«

Durch zu starkes Entleeren der Brust wurde zuviel Milch gebildet. Verringern Sie langsam die gepumpte Milchmenge, so daß bald nur noch so viel Milch erzeugt wird, wie Ihr Baby braucht. Später, wenn das Baby mehr benötigt, können Sie durch häufigeres Anlegen in ein paar Tagen die Milchmenge wieder vergrößern.

Gerade die kleinen, zu früh geborenen Babys brauchen die Muttermilch besonders, manche sind sogar so empfindlich, daß sie nur diese natürliche Nahrung vertragen und ohne Muttermilch nicht am Leben bleiben können. Die Mutter eines Frühgeborenen pumpt schon im Krankenhaus und später auch zu Hause fünf mal täglich beide Seiten leer. Die gesammelte Milch liefert sie jeden Tag für ihr Baby ab. Viele Frauen können jedoch nicht täglich zur Kinderklinik fahren. Sie sollten die Milch trotzdem abpumpen, um die Milchbildung anzuregen. Wenn das Baby dann nach Hause darf, können sie es stillen.

Auf zwei Krisenzeiten muß die Mutter einer Frühgeburt gefaßt sein. Die erste ist die Woche nach der Entbindung im Krankenhaus: Die Aufregung der zu früh eingetretenen Geburt, der Schmerz über die wochenlange Trennung vom Baby, die Sorge, ob es durchkommt – das alles muß sie überwinden. Dazu kommt aber nun noch, sich gegen die Schwestern durchzusetzen, denen eine stillende Mutter scheinbar eine große Belastung ist. Da gehört oft ein starker Wille dazu, wie der Bericht von Frau Waltraud K. zeigt.

Ist die Milchbildung einmal in Gang gekommen, bildet das Abpumpen kein Problem mehr.

Die zweite Krise kommt, wenn das Baby nach Hause darf. Es hat bis jetzt ein Fläschchen bekommen. Daher ist es nicht gewohnt, sich beim Saugen an der Brust anzustrengen. Es wird sich wegdrehen und weinen. Diese ersten Tage sind für Mutter und Kind sehr hart. Auch wenn die Mutter noch einige Zeit die Milch abpumpt und in die Flasche füllt, muß sie das Baby immer wieder anlegen. Gut ist es, anfangs sehr oft zu stillen, bis zehn mal am Tag, und vorher ein paar Tropfen Milch auszudrücken, damit sich das Baby nicht so anstrengen muß, um »belohnt« zu werden.

Ist das Baby sehr unruhig, sollte die Mutter daran denken, daß es in der Klinik zwar gut versorgt war, aber viel Liebe entbehren mußte. Der Hautkontakt und die Liebkosungen der Mutter sind jetzt besonders wichtig. Stillen ist ein wunderbarer Weg, Liebe zu geben. Kann aber eine Mutter ihr zu früh geborenes Baby nicht stillen, braucht sie sich nicht schuldig zu fühlen. Sie sollte es trotzdem an ihre Brust legen, um ihm Körperwärme und Hautkontakt zu vermitteln, auch wenn sie es mit der Flasche füttert.

Frau Brigitte S. hat zu wenig Milch:

»Bereits im Krankenhaus hatte ich zu wenig Milch für mein Baby. Ich war traurig, denn ich wollte es gerne stillen. Ich durfte es nur zweimal am Tag anlegen, zu den anderen Mahlzeiten fütterte ich es mit dem Fläschchen.

Da ich den großen Wunsch hatte zu stillen, legte ich das Baby auch zu Hause an die Brust, und zwar am Morgen an beide Seiten. Die Milch reichte gerade für diese Mahlzeit. Für die übrigen Mahlzeiten kochte ich Flaschennahrung.

Mein Baby ist nun vier Wochen alt. Es scheint sehr empfindlich zu sein und verträgt die Flaschennahrung sehr schlecht. Ich möchte es gerne ganz stillen! Leider scheint die Kinderschwester recht zu haben, die meinte, bei mir hätte das Anlegen keinen Sinn, es käme ja doch nichts. Meine Milch ist nämlich durch das morgendliche Anlegen nicht mehr, sondern weniger geworden und reicht nun nicht einmal mehr für eine Mahlzeit. Geht die Milch, die mein Baby so dringend brauchen würde, jetzt wirklich immer mehr zurück?«

O nein, mit viel gutem Willen, Geduld und einigen Tagen Zeitaufwand können Sie durchaus die Milchmenge so vergrößern, daß Ihr Baby ganz satt wird.

Sie sollten damit beginnen, das Baby mindestens zehnmal am Tag (davon zwei- bis dreimal in der Nacht) an beide Seiten anzulegen und fest saugen zu lassen. Je öfter und kräftiger es saugt, desto besser. Nur das Saugen regt die Milchbildung an! Danach jeweils ein halbes Fläschchen füttern, aber mit einem sehr kleinen Loch im Sauger. Die Milchmenge im Fläschchen wird jeden Tag etwas verringert, da sich Ihre Muttermilchmenge täglich etwas vermehrt. Nach etwa drei Wochen müßte es möglich sein, das Baby voll zu stillen. Die Anzahl der Mahlzeiten richtet sich nach dem Bedürfnis des Babys: Anfangs wird es noch alle zwei Stunden trinken wollen, später werden die Pausen immer größer werden.

Vergessen Sie nicht, selbst genug zu trinken! Werden Sie nicht ungeduldig oder nervös. Lassen Sie sich von Ihrem Mann oder einem anderen lieben Menschen ab und zu Mut machen, das brauchen Sie. Legen Sie das Baby immer an, wenn es schreit, »stillen« Sie es an der Brust! Ich wünsche Ihnen, daß Sie bald ein zufriedenes, gestilltes Baby haben, das mit seiner Verdauung keine Schwierigkeiten mehr macht.

Frau Hermine P. hat zu viel Milch:

»Schon im Krankenhaus hatte ich zu viel Milch. Ich pumpte ab, was mein Baby nicht trinken konnte. Auch zu Hause muß ich nach jeder Mahlzeit abpumpen, da meine Brust durch das Saugen nicht leer wird. Ich kann mir gar nicht erklären, warum ich so viel Milch habe, denn meine Mutter hatte angeblich gar keine. Nun ist mein Baby zehn Wochen alt, und die Milch wird immer mehr. Allmählich wird es mir und meinem Mann unheimlich, denn ich produziere schon zwei Liter Milch am Tag! Ich muß aber weiterpumpen, denn die Brust spannt und schmerzt sehr, wenn sie zu voll wird, besonders nachts, und ich fürchte mich vor einer Stauung. Ist das noch normal?«
Ihre starke Milchproduktion liegt nicht an der Vererbung, sondern an

der zu intensiven Entleerung durch die Pumpe. Um weniger Milch zu erzeugen, müßten Sie also weniger pumpen – aber nicht plötzlich, sonst bekommen Sie die von Ihnen befürchtete Milchstauung. Eine Mutter mit ähnlichen Erfahrungen gibt folgenden Rat:

1. Bei jeder Mahlzeit das Baby nur an einer Seite anlegen. Auch nach einer Pause zum Aufstoßen und Wickeln wieder dieselbe Brust geben.

2. Abpumpen so wenig wie möglich, möglichst nur die Seite, von der das Baby getrunken hat, und nur so lange, bis die Brust nicht mehr unangenehm voll ist.

3. Weniger Mahlzeiten – vielleicht vier bis sechs – reichen, da das Baby sich jedesmal richtig satt trinken kann.

4. Nur morgens und abends werden beide Seiten abgepumpt, um unangenehmes und schmerzendes Spannen zu erleichtern und eine Stauung zu vermeiden.

5. Bald erübrigt sich das Nachpumpen am Tag; es ist dann nur morgens und abends, später nur noch am Abend nötig. Zu empfehlen ist das Ausdrücken der Milch mit der Hand, da es die Produktion nicht so sehr anregt wie das Pumpen. Nach etwa drei bis vier Wochen hat sich die Milchmenge dem Bedürfnis des Babys angepaßt.

6. Während dieser Zeit wenig trinken.

Bei einer anderen Mutter, die mit dem Pumpen zu rasch aufgehört hatte, ging durch die plötzlich viel geringere Nachfrage das Milchangebot so stark zurück, daß sie auf einmal zu wenig Milch für ihr Baby hatte. Sie griff aber nicht zum Fläschchen, sondern legte ihr Baby öfter an – am ersten Tag sogar alle ein bis zwei Stunden – so daß nach vier Tagen das Baby wieder genug bekam und auch kein Überschuß mehr da war.

Frau Eva L. hat Angst vor einer Brustinfektion:

»Im Krankenhaus hatte ich eine Milchstauung. Die Brust war hart, heiß und schmerzte. Ich mußte sie mit einer Salbe behandeln, warme Umschläge machen, abpumpen und hochbinden. Die Krankenschwester warnte mich vor einer Infektion. Es interessiert mich, was man darunter versteht und ob das wirklich so gefährlich ist.«

Eine *Milchstauung* entsteht dadurch, daß sich in einem oder mehreren der Milchgänge die Milch staut (Abb. 13, s. S.111), hervorgerufen durch schlechte Entleerung oder eine Erkältung der Brust oder durch einen schlechten Let-Down-Reflex. Wichtig ist einerseits, die Milch fließen zu lassen: durch Stillen (immer von der kranken Brust zuerst) und Abpumpen (dabei leichte Massage vom Brustansatz zur Warze hin) die Brust immer gut entleeren.

Andererseits ist die Brust gut warm zu halten: eine eingelegte Windel, warme Umschläge und Duschen und eine durchblutungsfördernde Salbe lassen die Milch besser fließen.

Außerdem ist dazu die seelische Entspannung der Mutter notwendig, damit der Let-Down-Reflex funktioniert. Eine *Brustinfektion* (Brustentzündung, Mastitis) entsteht durch eine vernachlässigte Milchstauung oder durch in die Öffnungen der Brustwarze eingedrungene Keime, indem sich ein Milchgang entzündet. Die Brust schmerzt, wird hart, heiß und gerötet, es treten Kopfschmerzen und hohes Fieber auf.

Es ist ratsam, sich sofort ins Bett zu legen und einen Arzt zu rufen. Mittlerweile verschaffen warme Umschläge und das Entleeren der Brust durch Stillen, Ausdrücken oder Abpumpen gewisse Erleichterung. Der Arzt wird Antibiotika und ein Mittel zur Wasserausscheidung (Karlsbadersalz) verordnen. Manche Ärzte raten auch zum Abstillen, da sich eine Entzündung durch Keime leicht wiederholen kann. Die Erfahrungen vieler stillender Mütter zeigen jedoch, daß die Brust schneller heilt, wenn weitergestillt wird – besonders an der kranken Brust, denn diese sollte immer gut entleert werden. Sollte der Arzt wegen der verordneten Antibiotika vom Stillen abraten, kann die Milch abgepumpt und weggeschüttet und das Kind nach Absetzen des Medikaments weitergestillt werden.

Sehr wichtig ist, auf peinlichste Sauberkeit zu achten! Die Brustwarze sollte so sauber und steril wie eine offene Wunde behandelt werden!

Der plötzliche Milchmangel (durch Fieber und Medikamente) kann durch häufigeres Stillen oder Abpumpen schnell behoben werden.

Ein *Brustabszess*, ein Eiterherd, bildet sich, wenn die Entzündung nicht richtig behandelt wird und muß vom Arzt herausgeschnitten werden. Diese Komplikation ist zwar ernst zu nehmen, aber muß kein Grund zum Abstillen sein. Die Milch der kranken Brust ist vorerst für das Baby unbrauchbar – sie wird regelmäßig abgepumpt und weggeschüttet. Nach der Heilung kann der Arzt sagen, wann die Milch wieder für das Baby unschädlich ist.

Frau Renate M. berichtet über ihr mongoloides Baby:

»Es war ein harter Schlag für uns, daß unser erstes Baby mongoloid war. Während der Tage im Krankenhaus weinte ich viel.

Als die Milch kam, meinte die Schwester, es hätte nicht viel Sinn, das Baby anzulegen. Es würde nicht stark genug saugen können. Ich wollte aber das Stillen wenigstens versuchen. Von den Schwestern bekam ich keine Hilfe. Wir haben uns sehr geplagt, mein kleiner Sohn und ich. Er schlief immer, als er mir gebracht wurde – immer schien er müde und nie hungrig zu sein. Er hatte kein Interesse am Trinken, nuckelte höchstens ein wenig und lag apathisch da oder schlief ein. Man sagte mir, sein Saugreflex sei nicht genügend entwickelt.

Es war eine große Geduldsprobe während der ersten Wochen, ihn immer wieder aufzuwecken und zum Trinken zu bewegen. Zwischendurch pumpte ich etwas Milch ab und gab sie ihm im Fläschchen, denn er nahm nur langsam an Gewicht zu. Nach acht Wochen klappte es endlich: er konnte sich eine ganze Mahlzeit selbst aus der Brust saugen! Er brauchte zwar noch immer acht kleinere Mahlzeiten, aber er mußte nicht mehr mit der Flasche gefüttert werden. Ich war glücklich!

Ich habe mein Söhnchen richtig verwöhnt, denn ich spürte, daß ein körperlich oder geistig geschädigtes Baby besonders liebevolle Pflege braucht, wie sie nur eine Mutter geben kann. Es wurde viel im Arm gehalten, ich sprach, spielte und lachte mit ihm. Und stillte es so oft wie möglich. Vielleicht half das, seine Apathie zu überwinden und ihm einen guten Start für seine Entwicklung zu geben. Heute ist mein Sohn zehn Monate alt, meist gut aufgelegt und freundlich. Die Ärztin meint, er sei wesentlich weiter entwickelt als andere ähnlich geschädigte Kinder.

Die Freude, die wir mit unserem kleinen Sonnenschein haben, zeigt, daß sich die Mühe mit seiner Pflege und mit dem Stillen gelohnt hat.«

Aus einem Brief von Maria S.: nur Stillen half

»Als unser Dominik zur Welt kam, hieß die Diagnose ›Mongolismus‹. Der Kleine war in Lebensgefahr, kam in die Kinderklinik, und trotz Widerspruchs der Schwestern pumpte ich eifrig die Milch für ihn ab. Die Milch reichte für zwei Mahlzeiten, als wir unser zartes Pflänzchen nach vier Wochen bekamen. Noch nie hatte Dominik von der Brust getrunken, und ich legte ihn an, obwohl Ärzte und Schwestern mir wieder keinen Mut machten. Er trank sofort friedlich; verweigerte bald das Fläschchen und erbrach es sogar. So zwang mich unser kleiner Sohn, voll zu stillen, obwohl die Milch nicht reichte. Einen ganzen Tag verbrachte ich damit, den kleinen hungrigen Schreier an die Brust zu legen – und die Milch kam! Ohne Waage merkte man, daß sie unserem Baby gut tat.

Doch die Freude war kurz. Durch Medikamente und eine Operation ging die Milch zurück, als Dominik acht Wochen alt war. Die Ärzte rieten mir wieder abzustillen, doch die Sorge um unseren Sohn und mein Dickkopf waren größer. Ich pumpte im Krankenhaus ab und schüttete die Milch weg (wegen der Medizin), zu Hause nahm Dominik inzwischen mit Mühe 20 g zu sich. So traf ich ein ganz dünnes, blasses Kind an. Am ersten Morgen saugte es gierig über 200 g aus der Brust, und es ging uns wieder gut. Es bedeutete mir viel, das Kind mit dem Gefühl ins Bettchen zu legen, ihm alles gegeben zu haben, was es brauchte.

Wir waren viel unterwegs, und Dominik hatte viel zu überstehen – Untersuchungen, Behandlungen, usw. – doch er kam immer ganz zur

Ruhe beim Stillen im Auto oder Wartezimmer, wo es auch war.

Mit drei Monaten begann eine harte Gymnastik, die mit Geschrei und Tränen vor sich ging. Mutter und Kind fanden wieder Trost beim Stillen.

Auch in Fiebernächten nahm Dominik nichts zu sich von allen verordneten Diäten und Medikamenten – nur Stillen half.

Als Dominik mit fünfzehn Monaten selbständiger wurde, abends mit einem Lied zufrieden war und plötzlich Wichtigeres zu tun hatte, als an der Brust zu trinken, war ich erst richtig froh über die Zeit des Stillens, da ich den kleinen jammernden Patienten nicht anders zur Ruhe gebracht hätte. Ich bin dankbar für jeden, der mir Mut zum Stillen gemacht hat, und möchte einfach weitersagen, daß es sich lohnt, auch wenn es anfangs mit Aufregungen verbunden ist.«

Frau Eva H. stillt im Badezimmer der Klinik:

»Als Mirko mit fünf Wochen wegen eines Leistenbruches ins Krankenhaus kam, machte es uns Sorgen, das Kind in einer unpersönlichen, wenn noch so guten Klinikpflege zu wissen. Es wurde mir erlaubt, Mirko weiterzustillen. Dreimal pro Tag fuhr ich zur Klinik, und eine Flasche mit meiner Milch für die Nachtmahlzeit brachte ich mit.

Leider gab es keinen eigenen Mutter-Kind-Raum, so daß ich im Badezimmer der Abteilung stillen mußte. Das war unangenehm, denn es herrschte darin immer große Hitze und schlechte Luft, und die Putzfrauen gingen oft aus und ein.

Das Schlimmste waren die sechs Busfahrten bei jedem Wetter, so daß mir kaum Zeit blieb, zu Hause meine Arbeit zu erledigen oder auszuruhen. Oft war ich ganz erschöpft. Mehr als einmal kam mir in den Sinn abzustillen. Aber dann hätte ich Mirko nicht mehr im Arm halten, sondern nur durch die Glasscheibe betrachten dürfen. Es war mir doch viel wert, ihn liebhaben und in der Klinik ein bißchen glücklich machen zu können. Gerade jetzt wollte ich ihn nicht im Stich lassen, und das würde ja durch das Abstillen geschehen.

Jetzt ist Mirko schon eine Woche zu Hause, und wir sind so fertig wie noch nie. Den ganzen Tag schreit er, wenn er nicht gerade geschaukelt oder gestillt wird. Ich komme kaum zum Kochen und viel zu wenig zum Schlafen und habe das Gefühl, daß von mir als Mutter Unmögliches verlangt wird.«

Zweifellos haben Sie das Richtige getan, als Sie Ihr Baby im Krankenhaus stillten, wenn es auch ein großes Opfer für Sie war. Es ist nachgewiesen, daß Kinder, deren Müttern die Möglichkeit gegeben wird, bei ihnen zu bleiben oder sie häufig zu besuchen, schneller wieder gesund werden. Sollte es nicht gestattet werden, ein Baby im Krankenhaus zu stillen, könnte die Milch abgepumpt werden, damit die Produktion nicht aufhört. Sie empfinden ganz richtig, daß jetzt nicht die richtige Zeit zum Abstillen wäre. Wir können uns gar nicht vorstellen, wie sehr ein Baby im Krankenhaus die Mutter vermißt. Deshalb gibt es, wenn es heimkommt, oft große Schwierigkeiten. Es braucht viel liebevolle Fürsorge und Geborgenheit. Als stillende Mutter können Sie es viel leichter beruhigen, »stillen« und lieben.

Es ist verständlich, daß Sie sich momentan überfordert fühlen. Sie brauchen wirklich alle Kraft für Ihr Kind, und Ihr Mann anerkennt das sicher auch. Es wäre aber gut für Sie und ihn, wenn Sie jetzt wenigstens stundenweise eine Hilfe im Haushalt hätten. Einer kann wirklich nicht alles allein!

Frau Anni K. »hat es satt«, ihr Kind zu stillen:

»Ich verstehe nicht, warum Sie so für das Stillen eintreten. Ich habe es satt! Es macht mich fertig. Ich bin furchtbar müde, besonders nach dem Stillen. Es dauert jedesmal eine halbe Stunde, das ist mir zu lang. Natürlich habe ich zu wenig Milch. Da muß ich das schreiende, zappelnde Baby auch noch vor und nach dem Trinken wiegen und mit der Flasche nachfüttern, sonst schreit es nach ein oder zwei Stunden schon wieder. Mein ganzer Tagesplan kommt durcheinander, und ich bin sehr nervös.

Was soll am Stillen denn Schönes sein? Ich werde abstillen! Dann kommt wenigstens Ordnung in meinen Tageslauf. Warum ziehen Sie bloß das Stillen dem Flaschefüttern so vor?«

Es scheint, daß Sie durch Ihre Arbeit überlastet sind und auch nicht die Bedeutung erkannt haben, die das Stillen für Ihr Kind hat. Auch ist es eine Frage nach den Prioritäten, was einer Mutter wichtiger ist – ob sie ihren festen Tagesplan einhält oder ihrem Baby Liebe gibt und seine Grundbedürfnisse erfüllt. Legen Sie die Zeit, die Sie ihrem Mann widmen, auch so genau nach Ihrem Stundenplan fest? An der Brust saugt das Baby zwar länger als an der Flasche, aber das ist genau jene Zeit, die es braucht, um sein Saugbedürfnis zu befriedigen und die Erfahrung der Geborgenheit und des Geliebtwerdens zu machen. Sind Sie jetzt nach dem Abstillen besser dazu in der Lage, Ihrem Baby dieses Gefühl zu vermitteln und sich an ihm zu freuen? Wenn ja, dann war es für Sie und das Baby vielleicht wirklich das Beste so.

Ist es nicht vielmehr so, daß Sie durch die vielen Regeln bezüglich Trinkmenge und Stundenschema keine natürliche Beziehung zum Stillen hatten?

Sicher empfanden Sie beim Stillen Hemmungen, waren nervös und verkrampft, so daß die Milch nicht fließen konnte. Dadurch blieb das Baby hungrig und unzufrieden. Vielleicht empfanden Sie es auch als persönliches Versagen, daß Sie Ihrem Baby nicht genug Milch geben konnten. Kein Wunder, daß für Sie das Stillen nicht Freude bedeutete, sondern eine Last, die Sie nicht tragen konnten.

Sie hätten einen lieben Menschen gebraucht, der Ihnen durch Ermutigen und »Bemuttern« Ihre innere Ruhe und Selbstsicherheit hätte wiedergeben können. Das Stillen ist ein Lernprozeß; alles, was man lernen muß, macht anfangs Schwierigkeiten und erst dann Freude, wenn man es kann.

Sie machen mit Ihrer Nervosität auch Ihr Baby (und Ihren Mann) nervös. Vielleicht könnten Sie durch eine Haushaltshilfe soweit entlastet werden, daß Sie sich entspannter und ruhiger fühlen und Ihrem Baby die zusätzliche Liebe geben können, die es gerade jetzt nach dem Abstillen braucht.

Frau Erika R. hat keine Zeit:

»Jedes meiner vier Kinder wollte ich gerne stillen, es gelang mir aber nicht. Auch beim Jüngsten klappt es trotz aller Bemühungen wieder nicht. Es fehlt mir einfach die Zeit, genug zu ruhen und mich mehrere Stunden am Tag zum Stillen hinzusetzen. Es wäre für mich eine zusätzliche Belastung zu meiner vielen Arbeit, obwohl ich weiß, daß es das Beste für das Kind wäre.

Ich kann es mir nicht leisten, das Baby nach Bedarf zu stillen, wenn es gerade aufwacht und schreit, womöglich alle zwei Stunden. Das Fläschchen ist schneller leergetrunken, die Mahlzeiten sind genau festgelegt, und es kann auch einmal ein anderer die Flasche halten. Der große Haushalt muß doch versorgt werden, und die anderen Kinder und mein Mann brauchen mich ja auch. Schade! Aber unabänderlich.«

O nein, unabänderlich ist das nicht. Nur können Sie wirklich im Augenblick nicht alles allein tun. Sie bräuchten eine Hilfe, damit Sie das Wesentliche zuerst und in Ruhe tun können. Stillen kann nur die Mutter, deshalb muß ihr alles andere abgenommen werden.

Ein Baby bekommt ja nicht ständig alle zwei Stunden zu trinken, sondern nur ein paar Tage lang zur Anregung der Milchproduktion. Ist die Milchbildung einmal in Gang gekommen, sind höchstens einmal am Nachmittag kürzere Pausen zwischen den Mahlzeiten notwendig. Nach einigen Wochen, wenn Mutter und Kind das Stillen erlernt haben, macht es auch keine Schwierigkeiten mehr, zusätzlich Kinder und Haushalt zu versorgen. Ich kenne eine Mutter, die erst beim fünften Kind das Stillen gelernt hat, aber nur mit einer Putzhilfe Zeit dazu hatte.

Sie sollten die Wertmaßstäbe anders setzen: nicht das Stillen ist eine zusätzliche Pflicht für Sie als Hausfrau, sondern Ihr großer Haushalt bedeutet momentan eine Überlastung für Sie als Mutter eines kleinen Babys.

Nachwort

Meine Bekanntschaft mit Frau Ehler geht auf die Zeit zurück, in der sie noch unverheiratet und Lehrerin an einer Wiener Sonderschule war. Sie trat damals in eine ziemlich ausführliche Korrespondenz mit meinem Mann über Fragen des Glaubens ein, zu dem sie nur schwer einen persönlichen Zugang fand.

Als sie dann den Schritt des Glaubens wagte, erhielt sie eine völlig neue Sicht von Liebe, Ehe und Mutterschaft, die sich auch in diesem Band wiederspiegelt.

Wir konnten beide bei ihrer Hochzeit 1970 dabei sein und seitdem durfte ich Martha begleiten und ihr das, was ich als Frau und Mutter selbst gelernt hatte, weitergeben – nicht zuletzt auch meine Stillerfahrung mit unseren fünf Kindern.

Ich weiß, daß das, was ich in meinem Buch *Mit Freuden Frau sein*, Band I, Kapitel 5, über das Stillen geschrieben habe, für viele Mütter unzureichend ist. Umso dankbarer bin ich, daß Martha Ehler in diesem Buch diese weiterführende Aufgabe übernommen hat und bin sicher, daß es vielen fragenden Müttern und ihren Ehemännern eine große Hilfe bietet. Sollten noch Fragen offen sein, so wende man sich an eine der angegebenen Adressen der La Leche League oder über den Verlag an Martha Ehler selbst.

Das schöne mehrdeutige Wort »Stillen« gibt es nur in der deutschen Sprache. Möge es nicht nur ein Wort bleiben, sondern zur Tat werden!

Ingrid Trobisch

Erklärendes Stichwortverzeichnis

bei Frühgeburt 96ff., beim Ausgehen 68

Es ist nötig zur Anregung der Milchproduktion (wenn man in der
Klinik das Kind nicht oft genug anlegen darf), bei sehr wunden
Brustwarzen oder bei Trennung von Mutter und Kind (Frühgeburt, Krankenhausaufenthalt). Meist wird eine elektrische Milch-
pumpe verwendet, die in Krankenhäusern, Apotheken oder Re-
formhäusern auszuleihen ist, da sie mehr Saugkraft hat als eine
Handpumpe.

Statt des Abpumpens kann die Milch auch mit der Hand ausge-
drückt werden, wenn diese Technik einmal erlernt ist. (Abb. 5 + 6,
s.S. 26)

Plötzliches Abstillen sollte nur unter ärztlicher Aufsicht geschehen, wegen der Schwierigkeiten bei Mutter und Kind aber wenn
möglich vermieden werden. Der Abstillprozeß sollte sich über
mehrere Wochen erstrecken. Am besten ist es, solange zu stillen,
bis das Baby sich selbst abstillt.

Ein Hormonpräparat (künstliches Östrogen) bewirkt das »Aus-
trocknen« der Milch. Bei irrtümlicher Verabreichung ist Stillen
trotzdem möglich, wenn das Baby häufig angelegt wird. In Amerika werden zum Abstillen auch Medikamente verwendet, die, vor
oder während der Geburtsarbeit gespritzt, nicht nur die Milchsekretion verhindern, sondern auch den Stillwillen herabsetzen.

Eine der Muttermilch weitgehend angeglichene künstliche Säuglingsnahrung, wobei auf kompliziertem chemischen Weg die
Kuhmilch zerlegt und nach dem Rezept der Frauenmilch neu zu-

sammengesetzt wird. Es fehlen aber viele Zuckerarten, ungesättigte Fettsäuren, bestimmte wichtige Eiweiße, Vitamine und Abwehrstoffe. Bis jetzt ist es nicht gelungen, Muttermilch künstlich herzustellen.

Brust

Jede Brust umschließt fünfzehn bis zwanzig milchbildende Systeme. Dazwischen ist Fettgewebe, das die Größe der Brust ausmacht. »Jedes System hat man sich etwa wie einen wurzellosen, umgekehrten Baum vorzustellen dessen Stamm in der Brustwarze mündet. Dicht unterhalb der Brustwarze erweitert sich jeder dieser Stämme zu einer Milchkammer. Die Zweige des Baumes sind die Leitungen, die der Beförderung und Speicherung der Milch dienen, während die Blätter von den milchproduzierenden Zellen (Milchdrüsen) gebildet werden« (Ratcliff[23]). Die Brustwarze hat demnach fünfzehn bis zwanzig Öffnungen. Rundherum bildet sich eine Pigmentzone (Areola: Warzenhof). (Abb. 12)

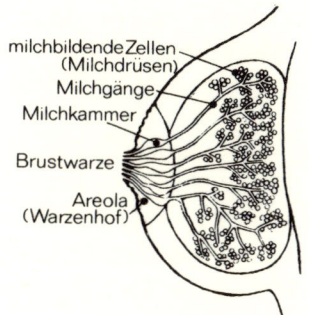
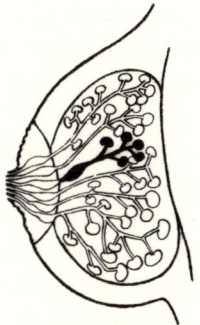

milchbildende Zellen
(Milchdrüsen)
Milchgänge
Milchkammer

Brustwarze

Areola
(Warzenhof)

Abb. 12: Das milchbildende System in der Brust.

Abb. 13: Milchstauung. Aus einem der Milchgänge fließt die Milch nicht ab.

Schon bei der Geburt sind diese Systeme vorhanden. Am Beginn einer Schwangerschaft beginnt sich die Brust zu verändern. Die Frau bemerkt, daß die Areola dunkler wird und die Brust schmerzt:

111

die Milchdrüsen und die Milchgänge vergrößern sich, die Brust ist stärker durchblutet und wird ca. ein halbes Kilogramm schwerer. Bereits in der zweiten Hälfte der Schwangerschaft wird durch das Stillhormon Prolaktin, das in der Placenta gebildet wird, Milch produziert. Durch das Hormon Östrogen, ebenfalls in der Placenta gebildet, wird das Ausrinnen der Milch noch verhindert. Manche Frauen bemerken gegen Ende der Schwangerschaft, daß einige Tropfen der gelblichen Vormilch aus der Warze austreten.

Nach der Geburt, wenn die Placenta ausgestoßen ist und Östrogene nicht mehr im Übermaß gebildet werden, beginnt die normale Milchsekretion, wobei die Bildung von Prolaktin von der Hypophyse übernommen und durch den Saugreiz beim Trinken des Babys gesteuert wird.

Es ist noch immer ein Geheimnis, wie die Muttermilch eigentlich gebildet wird. Ihre Bestandteile stimmen in ihren chemischen Verbindungen in keiner Weise mit denen des Blutes überein. Es muß eine ungeheure chemische Leistung sein, und »man schätzt, daß 400 Gramm Blut durch die Brüste zirkulieren müssen, damit sich ein einziges Gramm Milch ergibt« (Ratcliff[23]).

Für die Entwicklung des Säuglings ist es nicht wesentlich, wann er beginnt, nachts nicht mehr aufzuwachen. Er fühlt Hunger, Einsamkeit oder anderes Unbehagen und ist meist durch Stillen zu beruhigen. Besonders junge Säuglinge brauchen die nächtliche Mahlzeit. Beim Stillen besteht keine Gefahr der Überernährung. Die Mutter, deren Nachtschlaf gestört ist, sollte versuchen, am Tag auszuruhen oder kurz zu schlafen.

Ei 84
Ab dem achten Monat darf der Säugling zweimal in der Woche einen halben *Eidotter* bekommen. Das *Eiweiß* sollte wegen möglicher Allergiebildung im ersten Lebensjahr nicht gegeben werden.

Eisprung 15, 69

Eifersucht 52f., 95

Einschießen der Milch 29, 33f.
Drei bis zehn Tage nach der Geburt fühlt sich die Brust voll und heiß an, obwohl nur einige Tropfen Milch herauskommen. Die Brust ist stark durchblutet, die Milchdrüsen wollen auf Hochtouren arbeiten, werden aber durch mangelndes Saugen an mehr Milchbildung gehindert. Dieses schmerzhafte »Einschießen« könnte durch Anlegen des Babys gleich nach der Geburt und durch häufiges Stillen vom ersten Tag an vermieden werden. Das ist in unseren Krankenhäusern leider nicht üblich.

Eisen 84
Jeder Säugling hat vom Mutterleib einen Eisenvorrat für das erste Halbjahr mitbekommen. Eisen ist sehr wichtig zur Blutbildung. Es kommt in Fleisch, Leber und Spinat in größeren Mengen vor, wobei es vom Körper aus dem Fleisch am besten aufgenommen wird. (Siehe Milchanämie)

eheliche Gemeinschaft 66, 68f.

Empfängnisregelung in der Stillzeit 66, 69ff.
Durch den Saugreiz wird das Stillhormon Prolaktin gebildet, das auch den Eisprung verhindert, aber nur bei genügend langem Saugen des Babys. Nach Dr. Rötzer kann – bei vollem Stillen! – mit einer sicher unfruchtbaren Zeit von drei Monaten gerechnet werden. Da bei manchen Völkern die Babys sechs, sieben oder mehr Mo-

nate überwiegend gestillt werden, bildet das Stillen dort einen natürlichen Schutz vor neuer Empfängnis.

Die erste Menstruation tritt bei stillenden Müttern – je nach dem, wie lange und wie stark das Baby saugt – erst nach sechs bis achtzehn Monaten ein und ist meist »steril«, d.h. ohne Eisprung. Ein Eisprung ist erfolgt, wenn vermehrter Zervixschleim – der glasige Eiweißschleim – und anschließende Temperaturhochlage beobachtet wurden.

Vor dem Gebrauch der Antibabypille hat die amerikanische Food and Drug Administration gewarnt, da die darin enthaltenen Hormone der Milchbildung entgegenwirken und ihre Auswirkung auf das gestillte Baby noch nicht eindeutig geklärt ist.

Da gerade in den unterentwickelten und unterernährten Völkern die Frauen ihre Babys monatelang stillen und in den hochentwikkelten die Frauen nicht dazu in der Lage sind, könnte man daraus schließen, daß die Überernährung in Form einer falschen Ernährungsweise das Stillen und überhaupt die Gesundheit beeinträchtigen – besonders der Genuß von zu viel Zucker, Weißmehlprodukten und Fett. Nicht nur stillende Mütter sollten auf richtige Ernährung achten: Vollkornprodukte, viel frisches Gemüse und Obst, Eiweiß in jeder Form. Am Morgen sollte viel und am Abend möglichst wenig gegessen werden. Zu vermeiden sind blähende Speisen, da sie auch beim Baby Blähungen verursachen könnten. Jedoch muß die eigene Erfahrung zeigen, welche das sind. Es kommen in Frage: Kohl, Hülsenfrüchte, Zwiebeln, frisches Brot, Hefeteig oder Zitrusfrüchte.

Im allgemeinen darf eine stillende Mutter alles essen, was sie bisher gegessen und gut vertragen hat. Wenn sie aber merkt, daß dem Baby etwas nicht guttut, sollte sie diese Speise einige Zeit lang meiden. Zum Beispiel kann Kohl Blähungen, Orangen Wundsein und Knoblauch eine Ablehnung der Milch hervorrufen.

Die Mutter sollte unbedingt auf ihre gute Verdauung – ohne Abführmittel – achten.

Besonders wichtig ist es, genügend zu trinken, und zwar wäßrige Getränke, die nicht zu viel Zucker enthalten, wie dünnen Kräutertee oder Malzkaffee, stark verdünnten Fruchtsaft oder einfach Wasser, evtl. mit etwas Zitronensaft. Milch dient als Nahrung und nicht zur Flüssigkeitszufuhr.

Eine stillende Mutter braucht ca. 800 Kalorien mehr, die sie am besten in Form von Obst, Eiweiß und Vollkornbrot zu sich nimmt.

Babys brauchen viel Flüssigkeit, daher ist die wäßrige Muttermilch am Beginn der Mahlzeit gerade richtig zum Löschen des Durstes. Meint eine Mutter, ihr Baby habe selbst bei sechs bis acht Stillmahlzeiten trotzdem noch Durst – besonders an heißen Tagen – kann sie ihm dünnen, ungesüßten Tee (Kamillen-, Fenchel-, Hagebutten- oder anderen Kräutertee) geben. Ein Zeichen dafür, daß das Baby mehr Flüssigkeit benötigt, ist, wenn es nicht genügend Urin ausscheidet, d.h. mindestens sechs Windeln pro Tag einnäßt. Am günstigsten wäre es allerdings, die Mutter würde selbst mehr trinken und das Kind öfter anlegen.

Das Stillen begünstigt die Zurückbildung der Gebärmutter zur normalen Größe. Das beim Saugen des Kindes gebildete Hormon Oxytin bewirkt Kontraktionen, die man in den ersten Tagen immer beim Stillen als »Nachwehen« spürt. Wird das Baby sofort nach der Geburt angelegt, zieht sich die Gebärmutter kräftig zusammen, sodaß sie rascher die Placenta ausstößt und ihre Größe stark verringert und die Nachwehen dann nicht so schmerzhaft sind.

Die Lebensfunktionen unseres Körpers sind von Hormonen abhängig, deren fein aufeinander abgestimmte Wirkung von der Hypophyse (Hirnanhangdrüse) gesteuert wird. Beim Stillen erlangen vor allem drei Hormone besondere Bedeutung.

Östrogen bewirkt die stärkere Durchblutung und das Wachstum des Drüsengewebes in der Brust während der Schwangerschaft. Viele Frauen bemerken vor der Menstruation und am Beginn der

Schwangerschaft, daß die Brust größer wird, spannt und sogar schmerzt. Gegen Ende der Schwangerschaft verhindert Östrogen das Ausrinnen der Milch. Östrogen ist in der »Abstillspritze« enthalten.

Prolaktin bewirkt die Milchbildung. Der Saugreiz stimuliert die Nerven in den Brustwarzen, welche Signale zur Hypophyse senden. Diese bildet Prolaktin, das den Milchdrüsen signalisiert, Milch zu erzeugen.

Oxytoxin wird ebenfalls beim Saugen des Babys gebildet. Es bewirkt die Kontraktion jener feinen Muskeln, welche die Milchdrüsen und Milchgänge umgeben. Dadurch wird die Milch in die größeren Milchgänge und Milchkammern gepreßt, von wo das Baby sie heraussaugt. Oxytoxin verursacht auch die Kontraktionen der Gebärmutter bei der Geburt, beim Stillen und beim Orgasmus.[6] [20]

Hypophyse oder Hirnanhangdrüse.
Ein etwa kirschgroßes Organ, das sich in einer Grube der knöchernen Schädelbasis befindet. Sie erzeugt eine Reihe von Hormonen und ist für die Steuerung aller Drüsen mit innerer Sekretion verantwortlich.

Auch die Stillhormone Prolaktin und Oxytoxin werden in der Hypophyse gebildet, und zwar immer, nicht nur während der Stillzeit. Oxytoxin wird ja z.B. auch beim Liebesakt wirksam. Prolaktin wird durch einen Hemmfaktor gehindert, ins Blut zu gelangen. Nach einer Entbindung und durch den Saugreiz an den Brustwarzen wird dieser Hemmfaktor unwirksam, Prolaktin gelangt in den Körper und bewirkt die Milchbildung.[6]

Es ist daher tatsächlich möglich, daß eine Frau auch ihr Adoptivkind stillen kann – sie muß das Baby nur intensiv an ihrer Brust saugen lassen (zehnmal pro Tag an beiden Seiten), dann kann sie es nach mehreren Wochen mit ihrer eigenen Milch ernähren, obwohl sie es nicht selbst zur Welt gebracht hat.

Die Milch der ersten Tage, die viele als »noch nicht richtig« oder als »Hexenmilch« bezeichnen. Sie ist gelblich und wesentlich dicker als die spätere dünne, »reife« Milch. Erst vor einigen Jahren erkannte man die große Bedeutung dieser Milch für das Neugeborene: sie enthält viel Eiweiß und Fett und besonders viele Abwehrstoffe, die gerade in den ersten Tagen als Krankheitsschutz wichtig sind.[20] Es wäre daher besser, ein Baby schon am ersten Tag seines Lebens von der Brust seiner Mutter diese ersten kostbaren Tropfen trinken zu lassen, anstatt es mit Zuckerwasser zu füttern. Außerdem wirkt die Vormilch leicht abführend, was zum besseren Ausscheiden der ersten Stühle hilft.

In Amerika gründeten im Jahre 1956 sieben stillende Frauen die so benannte Organisation, um das Stillen als natürliche Säuglingsernährung den Frauen wieder bewußt zu machen und ihnen dazu auch Information, Unterstützung und Ermutigung anzubieten. Inzwischen hat sich diese Organisation sehr vergrößert und wird von namhaften Ärzten unterstützt. Immer mehr stillende Mütter, deren Fragen ja meist nicht-medizinischer Natur sind, lassen sich durch telefonische oder briefliche Beratung, durch persönliche Gespräche und Anleitungen beraten. LLL hat nicht die Absicht, in den

Bereich des Arztes einzudringen.

Es gibt heute über 4000 LLL-Gruppen in mehr als 45 Ländern der Welt. Im deutschsprachigen Raum bildeten sich durch Eigeninitiative auch kleinere eigenständige Gruppen, in denen stillende Mütter Erfahrungen austauschen und gerne weitergeben.

Derzeit aktuelle Kontaktadressen bei Stillfragen (Dezember 1985):

BUNDESREPUBLIK DEUTSCHLAND

La Leche Liga Deutschland, e.V.
Postfach 96
8000 München 65
(Liste der aktuellen Stillgruppen,
Information über Stillmaterial)

Private Adressen:
Olga Hug
Berlinerstr. 284
6050 Offenbach
Tel. 069–81 45 28

Eva Nees
Stegstr. 74
6000 Frankfurt/M.
Tel. 069–61 49 87

Susanne Füllbier
Ricarda-Huch-Str. 4
7800 Freiburg
Tel. 0761–9 78

DDR

Elvira Pfendt
4731 Udersleben
Hauptstr. 170
ab Mai 1986:
Evang. Pfarramt
4731 Kalbsrieth

SCHWEIZ

La Leche Liga Schweiz
Postfach 197
8053 Zürich

Private Adresse:
Heather Scheidegger
Bodenacherstr. 83
8121 Benglen
Tel. 01–825–10 58

BELGIEN

Jacqueline Maes
Am Neudorfer Berg 4
4730 Raeren
Tel. 087–86 60 31
(deutschsprachige Stillgruppe)

Colette Leick-Welter
4 Avenue des Prissonniers Politiques
1150 Bruxelles
Tel. Vorw. Brüssel–7 71 93 92
(Stillberatung, Ernährungsberatung für
vegetarische und natürliche Kost, in
Deutsch, Englisch, Französisch)

ÖSTERREICH

La Leche Liga Österreich
Postfach
6500 Landeck
(Informationen über Adressen,
Stillmaterial, Stillbehelfe)

Private Adressen:
Christa Friedl
Oeverseegasse 26
8020 Graz

Ingrid Pacher
Elisabethinergasse 42
8020 Graz
Tel. Vorw. Graz–994 54 04
(Diplomkrankenschwester)

Kristina Sobol
Gentzgasse 135/24
1180 Wien Tel. Vorw. Wien–47 12 66
(englisch-sprechende Gruppe)

Margarete Nöbauer
Gesundheitsamt für die Stadt Salzburg
Anton Neumayr-Platz 3
3. Stock, Zimmer 70–73
Tel. 0662–85 55 95–Klappe 19 oder 37
(Mutterberatung, Elternberatung,
Stillberatung, Geburtsvorbereitung,
Mutter–Kindgruppen)

Margarete Nöbauer (privat)
Kleßheimerallee 93
5020 Salzburg
Tel. 0662–37 744–19
ab Juni 1986:
Kreuzbrücklweg 21/7
5020 Salzburg

Deutschsprachige Veröffentlichungen der La Leche League

Das ist jener Reflex, der dafür verantwortlich ist, daß (durch Wirkung von Oxytoxin) die Milch aus der Brust ausrinnt.[6][15] Dieser Reflex muß funktionieren, um das Stillen überhaupt möglich zu machen. Meist ist nur ein Nichtfunktionieren dieses Reflexes schuld, wenn eine Mutter nicht stillen kann. Durch Saugen allein (z.B. durch eine Pumpe) kann nur ein Drittel der vorhandenen Milch herausrinnen. Die Milchgänge werden nicht richtig geleert, und es kommt leicht zur Milchstauung oder Brustentzündung (Mastitis).

Für das Baby ist ein guter Let-Down-Reflex deshalb wichtig, weil es nur dadurch die fette Milch, die erst nach der dünnen Milch herausrinnt und für seine Sättigung und Gewichtszunahme wichtig ist, bekommen kann. Der Let-Down-Reflex ist sehr abhängig von den Gefühlen und dem seelischen Zustand der Mutter. Jede Störung wie Ärger, Aufregung, Müdigkeit, Verkrampfung, Unsicherheit, Angst, Sorgen, Schmerzen – besonders am Beginn der Stillzeit – verhindern die ausreichende Bildung von Oxytoxin, und die Milch hört auf zu rinnen. Daher ist es verständlich, daß manche Frauen im Krankenhaus keine Milch geben können, sondern erst zu Hause in der gewohnten Atmosphäre; daß andere wieder, die im Krankenhaus genug Milch hatten, plötzlich zu Hause versagen, wenn der Haushalt und die Familie sie überfordern; daß Mastitis häufig eine Begleiterscheinung für eine Krise im Gefühlsleben ist (Karen Pryor).[22]

Nun wird verständlich, warum das Ausruhen, Entspannen und Vermeiden von Übermüdung und Streit für eine stillende Mutter so wichtig sind.

Gewöhnlich funktioniert der Let-Down-Reflex etwa zwei Minuten, nachdem das Baby zu saugen begonnen hat. Die Mutter merkt das an einem heißen, prickelnden Gefühl in der Brust.

Den Let-Down-Reflex kann man verbessern durch:
stillfreundlichere Krankenhäuser,
Medikamente (Oxytoxinhaltiges Nasenspray),
ein Gläschen Bier oder Wein, das entspannt und die
Schmerzen in der Brustwarze lindert,
Ausdrücken einiger Tropfen Milch vor dem Stillen,
leichte Brustmassage,
Handlungen, die wie ein Ritus das Stillen einleiten (Das Waschen der Hände, Hinsetzen, Öffnen der Knöpfe, Austrinken eines vollen Glases, Hören schöner Musik oder Aufschlagen eines schönen Buches) können die Milch rinnen lassen (wie das Läuten der Glocke den Speichel von Pavlows Hund).

Nach mehreren Wochen oder Monaten funktioniert der Reflex so sicher, daß er von Gefühlsregungen nicht mehr irritiert wird.

Liegend stillen 31f., 35

8. Monat: 4x stillen, Obstbrei mit Quark oder Yoghurt, Gemüsebrei mit Kalbsknochensuppe, dazu Fleisch oder Leber oder Fisch oder Eidotter, Milchbrei

9. Monat: 2−3x stillen, Milchbrei aus Haferflocken, Obstbrei mit Quark oder Yoghurt, Gemüsebrei mit Fleisch, dazu Kartoffeln oder Reis, Milchbrei evtl. aus Vollgrieß

10. Monat: 1−2x stillen, Milchbrei, Obstbrei, Gemüsebrei, Milchbrei

11. Monat: 0−2x stillen, Milch aus der Tasse, Butterbrot, Stückchen vom Familientisch

12. Monat: 0−1x stillen, die meisten Speisen vom Familientisch

Zusammensetzung der Muttermilch 12f., 59, 64

Muttermilch unterscheidet sich grundsätzlich von der Milch der Säugetiere, ist speziell den Bedürfnissen des Menschenkindes angepaßt und kann bis heute nicht künstlich hergestellt werden. Da die Tiere in den ersten Lebenswochen wesentlich schneller wachsen, enthält zum Beispiel Kuhmilch mehr Eiweiß und Salze (unentbehrlich für den Aufbau der Gewebe) und Milch der Wale fast 50% Fett (zur Bildung der Wärmeenergie).

Frauenmilch hingegen besteht aus leichtverdaulichen Eiweißen, die vom Organismus des Säuglings voll verwertet werden können und spezielle Stoffe für die Entwicklung des Gehirns aufweisen. Dazu kommen viele lebensnotwendige ungesättigte Fettsäuren, zahlreiche Wirkstoffe (Enzyme, antimikrobiell wirksame Substanzen, Abwehrstoffe), essentielle Nährstoffe (Minerale und Vitamine, die durch den Rohgenuß voll erhalten bleiben) und eine Reihe anderer Inhaltsstoffe, deren Bedeutung noch nicht voll erkannt ist (Kübler).[14]

	Eiweiß	Fett	Milchzucker
Kuhmilch	3,5%	3%	4,5%
Frauenmilch	1,5%	3,5%	6%

Zweidrittelmilch 84

Zwei Teile Kuhmilch, ein Teil Wasser.

Zwillinge 92f.

Literaturverzeichnis

[1] R. M. Applebaum, »*Abreast of the Times-Breastfeeding for the Modern Mother*«, 1969. 7914 S.W. 104 th ST., Miami, Fla. 33 156

[2] Bonnie Bauer, »*Natural Family Planning During Weaning*«, 1973 Serena Inc., 55 Parkdale Avenue, Ottawa, Ontario

[3] Mona Lisa Boyesen, »*Von der Urgeborgenheit*«, ein Brief.

[4] Nordis Christenson, »*Contraception: Blight on Marriage?*« 1973, San Pedro, California.

[5] Betty Countryman, »*Krankenhauspflege des gestillten Neugeborenen*«, Merkblatt der LLLI, erschienen im *American Journal of Nursing* im Dez. 1971, übersetzt von Hanni Lothrop

[6] Marvin Eiger and Sally Wendkos Olds, »*The Complete Book of Breastfeeding*«, 1972, Workman Publishing Comp. Inc. 231 East 51 Street, N.Y., N.Y. 10 022

[7] Donna and Roger Ewy, »*Preparation for Breast Feeding*«, 1975, Dolphin Books, Doubleday and Companiy Inc., Garden City, New York

[8] Alice Gerard, »*Please Breast-feed your Baby*«, 1971 a Signet Book from New American Library, Hawthorn Books Inc., 70 Fifth Avenue, New York, New York 10 011

[9] Doris Haire, »*Checklist for Counseling Breast-Feeding Mothers*«, International Childbirth Education Association, Instruction Committee, Box 22, Hillside, N.Y. 07 205

[10] Mary Jane Hungerford, »*Some Fundamentals on Breast Feeding*«, 1965, Publication 241 of The American Institute of Family Relations, Los Angeles, California 90 027, 5287 Sunset Boulevard.

[11] D. B. Jelliffe and E. F. P. Jelliffe, Paul György, Leonardo Mata, Richard Wyatt, Michael Newton, Marian Tompson, Niles Newton, John McKigney, »*The Uniqueness of Human Milk*«, Symposium of the American Society for Clinical Nutrition, 9650 Rockville Pike, Bethesda, Maryland 20014, August 1971

[12] Sheila Kippley, »*Breastfeeding and Natural Child Spacing*«, Harper & Row, New York, 1973

[13] Prof. Dr. Eberhard Schmidt, Prof. Dr. Werner Kübler, »*Die Ernährung des Säuglings*«, Deutsche Gesellschaft für Ernährung e.V., 6 Frankfurt/M., Feldbergstr. 28, im Auftrag des Bundesministers für Gesundheit.

[14] Prof. Dr. Werner Kübler, »*Ernährungsprobleme im Kindesalter*« in: Verbraucherdienst, 21. Jg., Heft 12/76, Bundesanstalt für volkswirtschaftliche Aufklärung e.V., 5000 Köln 1

[15] La Leche League International, »*The Womanly Art of Breastfeeding*«, Universal-Tandem Publishing Co, Ltd., 1971. Copyright 1963 LLLI, 9616 Minneapolis Ave., Franklin Park. Illinois 60131

[16] Dr. med. Wilhelm zur Linden, »*Geburt und Kindheit – Ernährung, Pflege, Erziehung*«, 9. Aufl., Verlag Klostermann, Frankfurt/M. 1974

[17] Christa Meves, »*Manipulierte Maßlosigkeit*«, Herder, Freiburg, 1971

[18] Ingrid Mitchell, »*Wir bekommen ein Baby*«, rororo-Sachbuch, Rowohlt Taschenbuch Verlag, Reinbek bei Hamburg 1971

[19] Prof. Dr. med. H. Mommsen, »*Gesunde Kinder durch vollwertige Kost*«, Verlag Bircher-Brenner, Bad Homburg, 8. Aufl.

[20] Prof. Niles Newton, »*Der Standpunkt der Betroffenen*«, Symposium »Die Qualität des Lebens«, gefördert durch die American Medical Association, 1972

[21] Jayne Polliard, »*Geht Ihre Milch zurück*«, 1971, Colorado Springs, Colorado, Informationsblatt Nr. 83 der LLLI, übersetzt von Heidi Sprenger

[22] Karen Pryor, »*Nursing Your Baby*«, Harper and Row, New York 1963

[23] J. D. Ratcliff, »*The Breast and Its Mysteries*« in: Family Doctor, British Medical Association, Tavistock Square, London WC 1, October 1961

[24] Dr. Josef Rötzer, »*Anleitung für das Verhalten nach einer Entbindung*«, Merkblatt 1976, A–4840 Vöcklabruck, Vorstadt 6

[25] Dr. Albert Schalle, »*Die Kneippkur. Die Kur der Erfolge*«, Verlag Ehrenwirth, München 1974

[26] Dr. Karl Schmiedecker *Neues Leben*, Heft 4, 1962, Verlag »Neues Leben«, Dr. Ludwig Stadelmann, Bad Goisern, Oberösterreich

[27] Dr. Benjamin Spock, »*Säuglings- und Kinderpflege I*«, Verlag Ullstein, Frankfurt/M. – Berlin – Wien 1973

[28] Ingrid Trobisch, »*Mit Freuden Frau sein – Und was der Mann dazu tun kann*« 1. Aufl., R. Brockhaus Verlag Wuppertal 1974

[29] Ingrid Trobisch, Elisabeth Rötzer, »*Mit Freuden Frau sein Band II – Fragen und Antworten um das Geheimnis der Fruchtbarkeit*« 2. Aufl., R. Brockhaus Verlag Wuppertal 1977

[30] Walter Trobisch, »*Liebe dich selbst*« 7. Aufl., R. Brockhaus Verlag Wuppertal, 1975

[31] Prof. Dr. Klaus Wechselberg, Dr. Ulrike Puyn, »*Mutter und Kind heute*«, Bertelsmann Ratgeberverlag, München, Gütersloh, Wien, 1972